CUISINER AVEC LES ALIMENTS
CONTRE LE CANCER

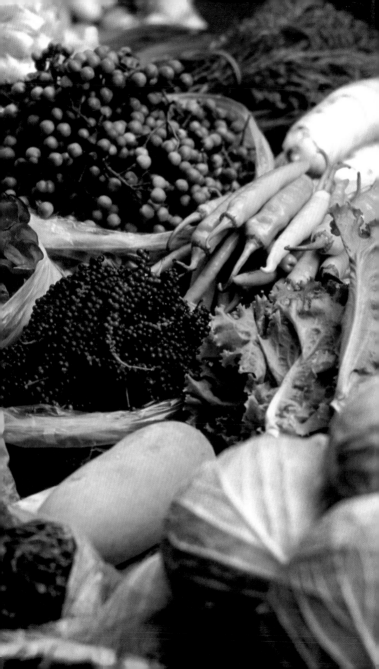

CUISINER AVEC LES ALIMENTS CONTRE LE CANCER

RICHARD BÉLIVEAU
DENIS GINGRAS

LABORATOIRE DE MÉDECINE MOLÉCULAIRE

HÔPITAL SAINTE-JUSTINE
ET UNIVERSITÉ DU QUÉBEC À MONTRÉAL

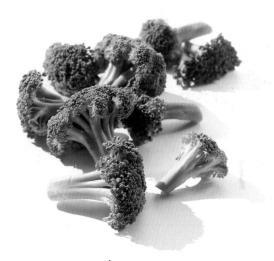

PRÉFACE DE
DAVID SERVAN-SCHREIBER

Conception graphique, illustrations et mise en pages :
   Cyclone design communications, Caroline Desrosiers.
Adaptation : Cédric Scandella.
Photo des auteurs en page 5 : Robert Etcheverry.
Photos des recettes : Tango ; Getty Images ; Bureau
   interprofessionnel des vins de Bourgogne / Eschmann N. :
   p. 175 (vendanges).
Styliste culinaire : Jacques Faucher.
Styliste accessoiriste : Luce Meunier.
Accessoires : Stokes, Anglo Canada.
Nutritionniste : Frances Boyte.

ISBN : 978-2-2-253-13151-9 – 1re publication LGF

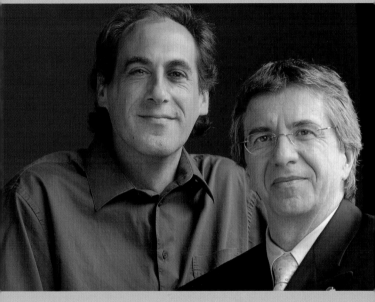

Ce livre est dédié à toutes les personnes
qui souffrent du cancer.

TABLE DES *matières*

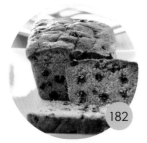
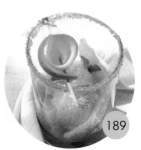
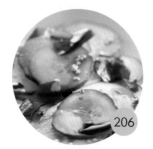
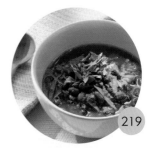
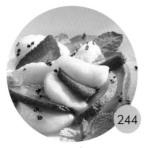

Recettes

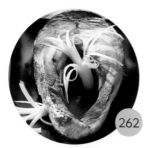

262

PLATS PRINCIPAUX

SAUCES ET
ASSAISONNEMENTS

320

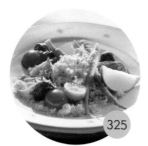

325

METS
D'ACCOMPAGNEMENT

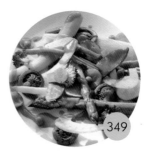

349

SALADES

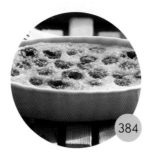

384

DESSERTS

Préface

Au moment où l'Institut Curie annonce qu'un Français sur deux souffrira d'un cancer au cours de sa vie, nous nous sentons tous concernés par cette maladie. Par la prévention bien sûr, mais aussi par l'amélioration des traitements pour ceux d'entre nous déjà atteints d'une tumeur.

Le professeur Richard Béliveau et son collaborateur, Denis Gingras, ont été parmi les premiers à mettre en avant une nouvelle approche du cancer qui donne à chacun d'entre nous les moyens de mieux se protéger. Ils ont raisonné en scientifiques capables de réunir de multiples faisceaux de données, issues autant de l'étude de la cellule cancéreuse que de celle des populations occidentales ou asiatiques.

Ce raisonnement est simple : nous sommes tous porteurs de cellules cancéreuses qui dorment en nous (un article du *New England Journal of Medicine* estime que si l'on y regarde d'assez près, on retrouvera des cellules du cancer de la thyroïde, par exemple, chez 95 % – voire 100 % – des gens «bien portants»[1]). Pourtant, seulement une personne sur quatre mourra d'un cancer. Pour les trois autres, les mécanismes de

---

1. «Black WC, Welch HG, Advances in diagnostic imaging and overestimations of disease prevalence and the benefits of therapy», *New England Journal of Medicine*, 1993, 328(17), p. 1237-1243.

défense naturels contre le cancer auront fait leur travail en empêchant ces cellules de devenir des tumeurs dangereuses.

Au Japon, il y a autant de microtumeurs de la prostate chez les hommes en bonne santé qu'en Occident. Pourtant, la mortalité par cancer de la prostate peut être jusqu'à vingt-cinq fois inférieure à celle observée en Occident. Et lorsque les hommes japonais émigrent aux États-Unis, ils finissent par développer autant de cancers que les Américains. Ce ne sont donc pas leurs gènes qui les protègent, mais quelque chose dans leur mode de vie.

On observe le même phénomène chez les femmes chinoises qui sont protégées contre le cancer du sein tant qu'elles vivent en Chine, mais qui y succombent aussi fréquemment que les femmes occidentales lorsqu'elles ont émigré aux États-Unis ou en Europe.

Aujourd'hui, les experts internationaux du Fonds mondial de la recherche contre le cancer concluent que, effectivement, jusqu'à 40 % des cas de cancer en Occident pourraient être évités par de simples modifications de nos habitudes alimentaires (et un peu plus d'activité physique)[2].

À partir de ces constatations, Richard Béliveau a investi les ressources considérables de son laboratoire de recherche en médecine moléculaire du cancer pour étudier les propriétés des aliments qui aident l'organisme à lutter contre la prolifération des

---

2. World Cancer Research Fund, *Food, Nutrition and the Prevention of Cancer : A Global Perspective*, London, UK, World Cancer Research Fund and American Institute for Research on Cancer, 2007.

cellules cancéreuses. Avec ses collaborateurs, dont le chercheur Denis Gingras, ils ont fait des découvertes étonnantes, comme celle des mécanismes par lesquels les cathéchines du thé vert inhibent l'invasion des tissus avoisinants par les cellules tumorales, et bloquent la fabrication des nouveaux vaisseaux sanguins dont elles ont besoin pour grandir. Ou encore leur découverte de l'effet de l'apigénine du persil, qui attaque directement les cellules cancéreuses tout en réduisant l'inflammation.

Tout au long de leurs recherches, ils se sont attachés à étudier des aliments qui contiennent suffisamment de molécules actives pour que la consommation d'une portion raisonnable ait un effet sur le corps humain. Ils n'avaient que l'embarras du choix puisque la nature a développé, au cours de quatre milliards d'années d'évolution, une diversité de molécules infiniment plus grande que tous les catalogues de produits chimiques de l'industrie pharmaceutique réunis.

Le laboratoire de Béliveau avait longtemps été spécialisé dans la pharmacologie moléculaire du cancer. Cela signifiait que ses équipes n'étudiaient jusque-là qu'une molécule à la fois pour en caractériser ses effets bien précis. Mais leurs expériences et leur réflexion sur l'alimentation les ont amenés à aborder la question dans une perspective complètement différente. Chaque aliment contient de multiples molécules chimiques capables d'agir contre le cancer de façon combinée. Et les combinaisons d'aliments – comme on les retrouve dans les recettes des grandes traditions culinaires – sont sans doute capables de synergies bien plus importantes encore que l'apport d'un aliment

. C'est ainsi, par exemple, que les puissants effets du curcuma (qui limite l'inflammation, induit la mort cellulaire dans les tumeurs, et bloque la formation de nouveaux vaisseaux sanguins) sont multipliés par deux mille lorsqu'on y ajoute un peu de poivre noir...

Béliveau et Gingras racontent qu'à Okinawa, où l'on trouve l'une des populations en meilleure santé au monde, on utilise souvent l'expression *Ishokudogen*. Cela veut dire : « Tout aliment est une forme de médecine. » Effectivement, peu de facteurs ont autant d'impact sur notre biologie que ce que nous choisissons de manger tous les jours, trois fois par jour...

De ce point de vue, Richard Béliveau aime dire qu'après les années de recherche consacrées aux liens entre alimentation et cancer dans son laboratoire, si on lui demandait aujourd'hui de mettre au point une alimentation qui favorise au maximum le développement du cancer, il ne pourrait pas faire mieux que le régime occidental actuel ! Dans ce livre, il présente avec clarté et conviction ce que pourrait être, au contraire, une alimentation qui agit contre le cancer.

Et ici, les auteurs sont allés plus loin que ces considérations théoriques. Ils aident chacun de nous à s'approprier cette nouvelle alimentation grâce à des recettes qui stimulent notre imagination et nous permettent de remplacer nos modèles éculés – du steak frites à la pizza en passant par les macaronis au fromage – par des alternatives bien plus satisfaisantes, à la fois pour le palais et pour le corps. Et que nous pouvons manger tous les jours.

Les recettes vont du très simple (comme les œufs au curcuma, ou la salade de lentilles) au légèrement plus élaboré (comme le filet de saumon en croûte d'épinards). Elles illustrent à merveille le fait qu'on peut manger tous les jours, trois fois par jour, en agissant contre le cancer, tout en se faisant immensément plaisir. Bien plus plaisir, dans mon cas, qu'avec le régime conventionnel auquel j'étais habitué avant ma rencontre avec la maladie. Les personnes qui connaissent mon attachement à une nutrition équilibrée et qui me rencontrent autour d'une table pour la première fois sont souvent surprises. « Mais vous mangez avec beaucoup d'appétit ! » me disent-elles. Comme si elles pensaient que je m'étais condamné à me nourrir de quelques grains de riz complet et d'un brocoli à l'eau pour le restant de ma vie. Au contraire, le plaisir procuré par des recettes comme celles qui sont décrites ici est immense ! Et tout en respectant les ingrédients qui agissent contre le cancer, chacune d'entre elles respecte aussi les contraintes de temps auxquelles nous avons tous à faire face[3].

En les mettant en application, je me suis rendu rapidement compte que mes préférées étaient celles qui étaient à la fois rapides, colorées, généreuses, et surprenantes par la richesse et la profusion des parfums. Au fond, celles dont la personnalité ressemblait le plus à Richard Béliveau lui-même. Je suis heureux et

---

3. Pour ma part, je remplace le sucre, le miel ou le sirop d'érable suggérés dans certaines des recettes de ce livre par du sirop d'agave (qui fait beaucoup moins monter le sucre dans le sang). Pour la viande, les œufs ou les produits laitiers, qui font partie de certains plats, je n'utilise que des produits issus de la « filière lin » (en France, le label « Bleu-Blanc-Cœur »), qui sont équilibrés en oméga-3 comme tous ces produits l'étaient, de façon naturelle, lorsque les animaux étaient encore nourris en pâturage.

honoré de le présenter aujourd'hui au public français. Je suis certain que son attachement à la science et sa passion de tout ce qui aide à affirmer la vie seront pour vous une rencontre aussi palpitante et délicieuse qu'elle l'a été pour moi.

Docteur David SERVAN-SCHREIBER

Introduction

L'être humain est le seul animal qui perçoit l'acte de s'alimenter non seulement comme une condition nécessaire à sa survie, mais aussi comme une facette essentielle à son bien-être. Cette importance accordée à l'alimentation est admirablement illustrée dans l'écriture chinoise, une des plus vieilles de l'humanité, où le caractère désignant le mot nourriture, 食, est une combinaison de 良, qui signifie améliorer, et de 人, humain. « Améliorer l'humain » à l'aide de la nourriture semble avoir également été une préoccupation des philosophes grecs, puisque la racine du mot diète, *diaita*, signifie « art de vivre », art qui, selon Épicure, passait par la recherche constante d'un équilibre permettant de maximiser à la fois le plaisir et la santé. Une des meilleures illustrations de cette recherche d'équilibre est sans doute le nombre incroyable d'aliments qui ont été identifiés dans la nature au cours de l'évolution, en particulier les aliments d'origine végétale. Les fruits, légumes, racines, céréales ou noix que nous mangeons encore aujourd'hui ont joué un rôle essentiel tant dans l'évolution des traditions culinaires associées au développement des civilisations que dans la prévention des maladies.

Cette préoccupation de l'être humain à bien se nourrir provient sans doute de la conscience aiguë du caractère précaire de son existence, de sa vulnérabilité en tant qu'être vivant… mais mortel. Tout au long de son évolution, cette prise de conscience l'a motivé à assurer sa descendance, bien entendu, mais aussi à réaliser des œuvres plus grandes, des conquêtes plus téméraires et des alliances politiques susceptibles de propager sa mémoire, c'est-à-dire d'exister encore même après sa mort. La vie humaine ne se résume donc pas seulement à survivre de façon à propager ses gènes ; c'est également fabriquer, agir, réaliser, modeler l'environnement de telle sorte que la trop courte durée de l'existence soit compensée par la mémoire qu'auront les générations futures des réalisations de leurs ancêtres.

D'un point de vue concret, cette quête d'accomplissements a toujours directement dépendu de la santé, puisque assurer à l'être humain la plus longue vie possible lui permet d'utiliser de façon maximale le temps nécessaire à la réalisation de ses objectifs. Il ne faut donc pas s'étonner que vivre en bonne santé ait depuis toujours représenté une préoccupation, voire une obsession pour l'homme. Nous oublions souvent que la médecine de pointe qui fait désormais partie de nos vies modernes est un événement récent dans l'histoire de l'humanité, un progrès remarquable qui ne date que d'un demi-siècle à peine. En pratique, les humains ont toujours dû compenser le manque de ressources médicales en évitant autant que possible l'apparition des maladies. Cette attitude préventive passait surtout par une compréhension profonde de l'impact de leur alimentation sur le bien-être.

Nous croyons qu'il y a des enseignements importants à tirer de cette relation privilégiée entre l'alimentation et son impact préventif sur la maladie. En effet, plusieurs des principales maladies qui affectent aujourd'hui notre société, que ce soit un grand nombre de cancers, le diabète ou encore les maladies cardiovasculaires, sont souvent directement liées à notre mode de vie et donc, à maints égards, sont évitables. La prévention revêt une importance capitale car, chaque année, 36 millions d'individus perdent la vie à cause de ces maladies. Si rien n'est fait, on estime que la prochaine génération aura pour la première fois une espérance de vie inférieure à celle de ses parents. Cette réduction est directement attribuable à la forte hausse des maladies liées aux habitudes de vie, dont une mauvaise alimentation. Et même si on peut prédire que les progrès de la médecine arriveront à soulager plusieurs impacts négatifs associés à ces maladies chroniques, il n'en demeure pas moins que l'espérance d'une vie en bonne santé, probablement le paramètre le plus important pour un individu, en sera grandement affectée.

Nous croyons cependant que la situation actuelle est loin d'être irréversible et qu'au contraire il y a lieu d'être optimiste. Au cours des dernières années, nous avons été témoins d'un intérêt grandissant des gens pour la relation qui existe entre la nature du régime alimentaire et le développement de certains cancers. De plus en plus de personnes s'intéressent autant à la nature et à la qualité des aliments servis dans leur assiette qu'aux façons dont ces aliments peuvent être utilisés au quotidien pour améliorer leur qualité de vie et réduire le risque d'être affecté par des maladies aussi graves que le cancer. L'ensemble de ces réactions montre que le lien privilégié existant entre les humains et leur nourriture n'est pas un concept vague ou un vestige du passé ; au contraire, la nature des aliments demeure une préoccupation importante pour un très grand nombre.

C'est dans cet esprit que nous avons conçu ce livre, qui vise non seulement à rappeler comment une alimentation saine peut participer activement au bien-être et à la prévention des maladies, mais aussi à proposer des moyens concrets de mettre en pratique ces principes dans la vie quotidienne à l'aide de recettes simples, rapides, économiques et délicieuses. Comme vous pourrez le constater, prévenir le cancer en portant une attention particulière à la nature de notre alimentation ouvre la porte à un large éventail de saveurs et de textures où le plaisir de bien manger va de pair avec la santé.

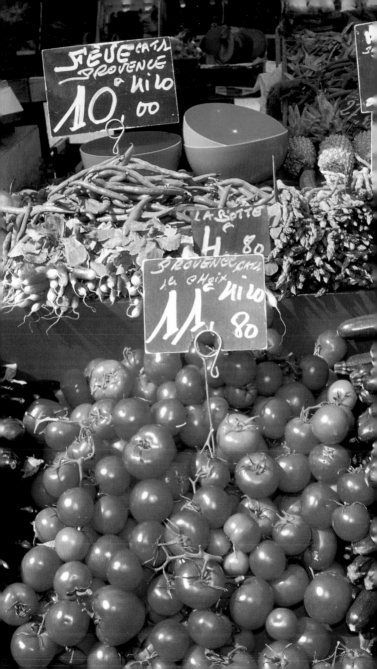

PREMIÈRE *partie*

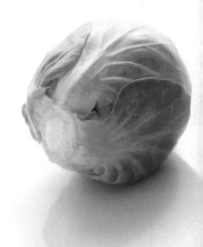

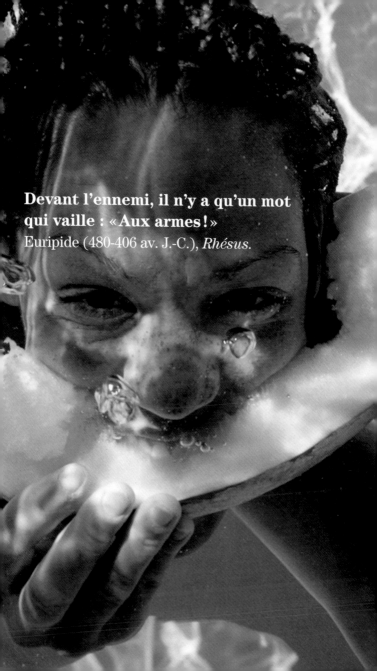

Devant l'ennemi, il n'y a qu'un mot qui vaille : «Aux armes!»
Euripide (480-406 av. J.-C.), *Rhésus*.

CHAPITRE 1

Le cancer, une maladie qu'il faut combattre au quotidien

Le cancer est devenu un problème majeur de santé publique, devançant pour la première fois les maladies cardiovasculaires comme principale cause de mortalité. Les chiffres associés au cancer sont d'une ampleur qui donne véritablement le vertige (Tableau 1) : à travers le monde, un nouveau cas de cancer est diagnostiqué toutes les trois secondes, et toutes les cinq secondes quelqu'un perd la vie des suites de cette maladie. Rien ne laisse présager que cette tendance ira en s'améliorant au cours des prochaines années ; ainsi, on estime actuellement que deux personnes sur cinq verront leur

LE CANCER **EN CHIFFRES**

Au Québec / en France
100/760 nouveaux cas de cancer par jour
50/410 morts par jour
(Source : Missions interministérielles de lutte contre le cancer – chiffres annuels divisés par 365.)

À travers le monde
1 nouveau cas toutes les 3 secondes
1 mort toutes les 5 secondes

Tableau 1

existence bouleversée par le cancer et, malgré toute la force, la volonté et les espoirs consacrés à cette bataille, à peine plus de la moitié de ces personnes seront encore en vie cinq ans après le diagnostic. Le cancer est une maladie complexe qui demeure encore très difficile à traiter efficacement, surtout lorsqu'elle est diagnostiquée à un stade avancé, comme c'est malheureusement trop souvent le cas. Et bien que les

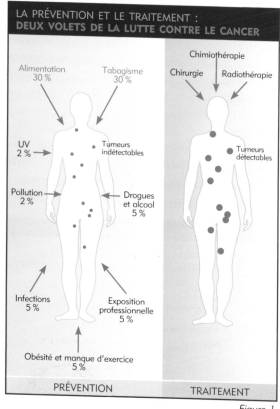

Figure 1

24

progrès de la chirurgie, de la radiothérapie et de la chimiothérapie permettent maintenant de traiter avec succès certains cancers, d'autres, très communs, comme ceux du côlon et du poumon, ont des taux de survie qui n'excèdent pas 25 % et sont encore responsables de la mort de plusieurs milliers de personnes chaque année.

LE CANCER EST TROP SOUVENT UNE QUESTION D'HABITUDES… DE VIE

Nous avons généralement une approche fataliste face au cancer, comme si ces statistiques terrifiantes reflétaient une situation immuable, que nous devons subir sans possibilité d'intervention. Pourtant, combattre le cancer ne se résume pas à attendre que la maladie atteigne un stade clinique avancé nécessitant chirurgie, radiothérapie ou chimiothérapie : il est possible de lutter activement contre le cancer en adoptant un certain nombre de comportements qui permettront de combattre son développement à la source et, ainsi, de prévenir son apparition (Figure 1). En effet, l'analyse détaillée des principales causes de cancer révèle que près des deux tiers sont directement liés à certains aspects de notre mode de vie et peuvent, par conséquent, être évités. Le tabagisme, responsable à lui seul du tiers de tous les cancers, constitue le meilleur exemple de l'impact positif que peuvent avoir certaines modifications de nos habitudes de vie. Mais au-delà de l'usage du tabac, d'autres facettes de notre mode de vie, en particulier la composition du régime alimentaire, ont également d'importantes répercussions sur le risque d'être touché par de multiples cancers. Le potentiel de prévention du cancer est donc énorme et constitue une arme dont il faut comprendre l'importance dans le combat contre cette maladie.

L'IMPACT DE L'ALIMENTATION SUR LE CANCER

Il ne fait maintenant plus aucun doute que la composition du régime alimentaire joue un rôle déterminant dans le risque d'être touché par le cancer. Toutes les estimations effectuées par différents organismes internationaux formés d'experts dans le domaine du cancer, en particulier le World Cancer Research Fund, corroborent le fait qu'environ le tiers des cancers sont directement liés à une mauvaise alimentation, généralement caractérisée par une carence en produits d'origine végétale, tels les fruits et les légumes. Les principaux cancers qui touchent actuellement nos sociétés comportent tous une composante d'origine nutritionnelle, proportion particulièrement élevée pour les cancers du système digestif (côlon, estomac, œsophage) : les trois quarts de ces cancers sont directement attribuables à la nature du régime alimentaire (Tableau 2). Ces statistiques sont particulièrement frappantes pour le cancer du côlon, deuxième cause de mortalité après celui du poumon : autant le cancer du poumon est associé au tabagisme, avec 85 % des cancers causés

IMPACT DE L'ALIMENTATION SUR L'INCIDENCE DE CANCER

Rang (Incidence)	Type de tumeur	Incidence globale (par millions)	Peuvent être prévenus par l'alimentation	
			Estimation pessimiste (%)	Estimation optimiste (%)
1	Poumon	1 320	20	33
2	Estomac	1 015	66	75
3	Sein	910	33	50
4	Côlon, rectum	875	66	75
5	Bouche et pharynx	575	33	50
6	Foie	540	33	66
7	Col de l'utérus	525	10	20
8	Œsophage	480	50	75
9	Prostate	400	10	20

Food, Nutrition and the Prevention of Cancer : A Global Perspective — World Cancer Research Fund, American Institute for Cancer Research

Tableau 2

par l'usage du tabac, autant le cancer du côlon, avec 75 % des cas d'origine nutritionnelle, est intimement lié à l'alimentation. De plus, de nombreuses études réalisées sur les populations migrantes ont montré qu'une forte proportion d'autres cancers très répandus, comme ceux du sein et de la prostate, comporte aussi une composante d'origine nutritionnelle importante, qui contribue significativement au taux élevé de ces cancers dans nos sociétés (voir encadré, p. 28).

La forte incidence des cancers du côlon, du sein et de la prostate, typique des sociétés industrialisées, constitue donc un exemple aussi tragique qu'éloquent du rôle majeur que joue l'alimentation dans le développement du cancer et souligne à quel point la modification de notre régime alimentaire, par l'ajout d'éléments susceptibles de nous prémunir contre ces cancers, représente un objectif incontournable de toute stratégie de lutte contre cette maladie.

QUAND LE Dr JEKYLL DEVIENT Mr HYDE...

Un cancer détectable cliniquement n'est pas un phénomène instantané, qui apparaît du jour au lendemain ; il s'agit plutôt du résultat d'un long processus, au cours duquel des cellules normales ont subi de nombreuses transformations et sont peu à peu devenues capables de contourner nos systèmes de défense et d'envahir les tissus dans lesquels elles se trouvent. On peut comparer la transformation d'une cellule normale en cellule cancéreuse avec celle d'un enfant qui deviendrait criminel à l'âge adulte : personne ne naît avec un tempérament criminel. C'est l'accumulation de mauvaises influences et de traumatismes physiques

L'ALIMENTATION ET LA PRÉVENTION DU CANCER DU SEIN

En Amérique du Nord, 1 femme sur 9 (12 %) sera un jour touchée par un cancer du sein. Même si, au cours des dernières années, on a accordé beaucoup d'attention à la présence de mutations dans certains gènes qui causent ce cancer (les gènes BRCA1 et BRCA2), il faut garder à l'esprit que ces mutations ne sont présentes que chez 1 femme sur 300 (0,3 %) (proportion beaucoup plus élevée chez les femmes juives ashkénazes, où 1 femme sur 40 [3 %] est porteuse du gène défectueux). À l'inverse, des observations indiquent que certains aspects du mode de vie jouent un rôle prédominant dans le développement de cette maladie, en particulier la nature du régime alimentaire. Par exemple, de nombreuses études ont montré que les femmes asiatiques, qui ont un des plus faibles taux de cancer du sein au monde, voient l'incidence de ce cancer quadrupler après leur émigration en Occident ; cette augmentation est directement liée à des changements dans leur alimentation.

Les alimentations occidentale et asiatique diffèrent sous plusieurs aspects et, à maintes reprises, on a soupçonné ces différences d'être responsables de la hausse du risque d'être touché par le cancer du sein après l'adoption du mode de vie occidental. Par exemple, il est désormais de plus en plus clairement établi que la consommation régulière de produits à base de soja par les femmes asiatiques diminue fortement le risque de cancer du sein, surtout si cette consommation débute à un âge précoce, avant et pendant la puberté. De la même façon, l'omniprésence d'algues marines (voir chapitre 5) et de légumes crucifères dans l'alimentation asiatique contribue aux écarts observés dans l'incidence de cette maladie entre l'Orient et l'Occident.

La nature des matières grasses de l'alimentation semble être un autre facteur qui rend les femmes occidentales plus susceptibles de développer un cancer du sein ; ainsi, un surplus de gras saturés, jumelé à une carence en gras polyinsaturés oméga-3 (voir chapitre 7) et mono-insaturés, typiques de l'alimentation occidentale, augmente fortement ce risque. En outre, la consommation excessive de gras saturés mène souvent à l'obésité, état qui, selon des études récentes, double ce risque. Ces observations illustrent l'importance de l'alimentation dans la prévention du cancer du sein et suggèrent que des modifications au régime alimentaire occidental, incluant une plus grande proportion de soja durant l'enfance et l'adolescence et un apport accru en légumes crucifères et en acides gras oméga 3 à l'âge adulte, peuvent avoir un impact concret sur la prévention de ce cancer.

et/ou psychologiques qui transforme le comportement social d'un individu et le pousse vers la criminalité. Même chose pour le cancer : la plupart des cancers proviennent de cellules tout à fait normales qui ont subi un « traumatisme », un événement déclencheur ayant « transformé » leur personnalité par la modification du matériel génétique d'une cellule (son ADN), ce qu'on appelle des **mutations**. Ces mutations sont un phénomène relativement fréquent : l'arrivée dans l'organisme de diverses substances cancérigènes, de certains virus, de radiations ou encore de radicaux libres représente des événements qui provoquent des dommages à l'ADN et peuvent conduire à l'apparition d'un comportement délinquant chez la cellule touchée. Dans certains cas, ces cellules délinquantes sont transmises par l'hérédité : les personnes héritant de ces défectuosités possèdent des cellules déjà transformées dès leur naissance.

Cependant, il est important de comprendre une chose : qu'elles soient héréditaires ou acquises, ces cellules délinquantes ne sont pas encore cancéreuses, elles ont seulement le potentiel de le devenir. Encore faut-il qu'elles bénéficient d'un environnement qui encourage et soutienne cette transformation vers un stade cancéreux. En pratique, comme nous le verrons plus en détail dans le chapitre suivant, l'environnement cellulaire dans lequel se trouvent les cellules précancéreuses est généralement peu propice à leur croissance, et la cellule qui cherche à devenir cancéreuse doit franchir de nombreux obstacles pour y parvenir. Il lui faut apprendre à se reproduire sans aide extérieure, à échapper à la surveillance du système immunitaire et, point extrêmement important, acquérir un réseau de vaisseaux sanguins qui lui apportera la nourriture et l'oxygène dont elle a besoin. Chacune de ces étapes est une tâche ardue, qui nécessite chaque fois une nouvelle mutation destinée à procurer à la cellule un nouvel avantage de croissance qui, si elle y parvient, la rend encore plus dangereuse. En d'autres mots, ce n'est qu'après de nombreuses mutations que la cellule transformée acquiert une force suffisante pour croître et envahir le tissu dans lequel elle se trouve et, finalement, se répandre dans l'organisme sous forme de métastases (Figure 2).

On peut donc voir qu'atteindre le stade de cancer est un processus difficile pour une cellule normale. Il est possible de tirer profit de ce parcours ardu pour prévenir le développement du cancer : en effet, à l'exception de certaines mutations particulièrement néfastes (et souvent responsables des cancers

LE CANCER SE DÉVELOPPE PAR
L'ACCUMULATION DE MUTATIONS

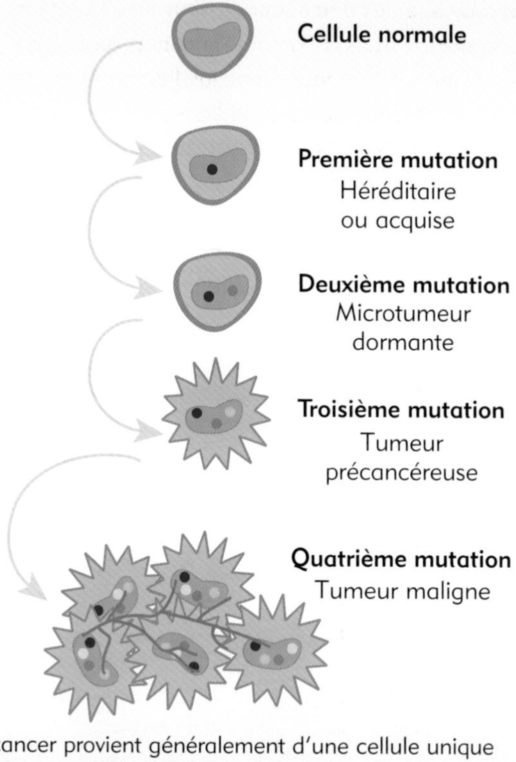

Cellule normale

Première mutation
Héréditaire
ou acquise

Deuxième mutation
Microtumeur
dormante

Troisième mutation
Tumeur
précancéreuse

Quatrième mutation
Tumeur maligne

Le cancer provient généralement d'une cellule unique
(origine monoclonale). Les cellules normales deviennent
malignes puis métastatiques à la suite d'une série d'étapes,
chacune étant contrôlée par un gène particulier.
Les personnes atteintes d'un cancer de nature héréditaire
possèdent déjà la première mutation.

Figure 2

touchant les enfants en bas âge), la majorité des personnes qui subissent des mutations ou sont prédisposées par l'hérédité à être atteintes d'un cancer peuvent éviter le développement de cette maladie en adoptant un mode de vie destiné à empêcher les cellules délinquantes d'acquérir de nouvelles mutations, ces nouveaux traits de caractère qui les rendront si dangereuses. C'est justement là qu'intervient l'alimentation : nos aliments quotidiens peuvent exercer une grande influence en créant un environnement défavorable à la croissance des cellules qui cherchent à devenir cancéreuses, les frustrant dans leur quête des caractéristiques nécessaires pour qu'elles atteignent le stade de la maturité.

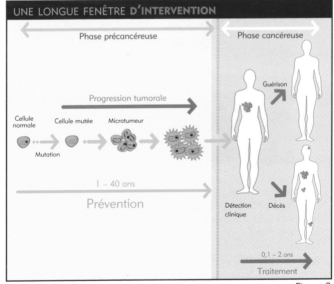

Figure 3

LE CANCER, UNE MALADIE QU'IL FAUT COMBATTRE PENDANT QU'ELLE EST VULNÉRABLE

Les difficultés rencontrées par les cellules précancéreuses font en sorte que l'apparition d'un cancer cliniquement détectable est un processus lent, qui s'échelonne sur plusieurs années ou décennies et au cours duquel les cellules précancéreuses sont extrêmement fragiles (Figure 3). Ainsi, il faut (en moyenne) six ans pour qu'une cellule transformée par une mutation parvienne à se multiplier suffisamment pour provoquer la formation d'une tumeur précancéreuse de 1 mm^3, une microtumeur qui contient plusieurs centaines de milliers de cellules encore indétectables et inoffensives. En pratique, plusieurs cellules précancéreuses réussissent à atteindre ce stade de microtumeur au cours de notre vie sans que nous en soyons affectés.

Par exemple, le tiers des femmes dans la quarantaine vivent avec des microtumeurs aux seins et près de 40 % des hommes du même âge possèdent des tumeurs microscopiques au niveau de leur prostate. Ces tumeurs inoffensives peuvent demeurer dormantes pendant de longues périodes, tant que les cellules précancéreuses les composant ne parviendront pas à acquérir d'autres mutations qui les feront évoluer vers un stade mature. Toutefois, dès qu'elle a atteint ce stade, la croissance de la tumeur s'accélère et, en quelques mois ou quelques années, elle réussira à atteindre un stade cliniquement détectable qui nécessite une intervention médicale rapide pour éviter sa dissémination dans l'organisme sous forme de métastases (Figure 3).

Le cancer peut donc être comparé à un casse-tête complexe, dont chacune des pièces provient d'une mutation essentielle à sa progression (Figure 4). Acquérir toutes les pièces de ce puzzle est une épreuve longue et difficile pour les cellules précancéreuses ; cependant, une fois toutes les pièces rassemblées, l'agencement du puzzle est rapide et permet à la maladie de progresser à un rythme accéléré, pour finalement atteindre un stade extrêmement dangereux qui mène trop souvent au décès des personnes atteintes.

Il faut donc tirer profit de cette grande fenêtre d'intervention offerte par la longue période nécessaire au développement de la tumeur, en attaquant sans relâche les cellules précancéreuses pour les empêcher d'acquérir toutes les pièces nécessaires à l'achèvement de ce puzzle mortel. Cette prévention est d'autant plus possible que plusieurs facteurs de notre mode de vie peuvent activement contribuer à restreindre le développement de ces tumeurs en créant des conditions hostiles qui tuent dans l'œuf leur progression et les condamnent à demeurer dans un état latent et bénin. Et, parmi ces facteurs, rien ne joue un rôle aussi important que notre alimentation.

REFUSER L'HOSPITALITÉ AU CANCER

Les végétaux sont sans contredit les aliments qui possèdent le plus grand potentiel de diminution du risque d'être atteint d'une panoplie de cancers. Plus de deux cents études épidémiologiques ont montré que les personnes qui consomment en abondance des aliments d'origine végétale (fruits, légumes, céréales, épices ou thé vert) ont environ deux fois moins de

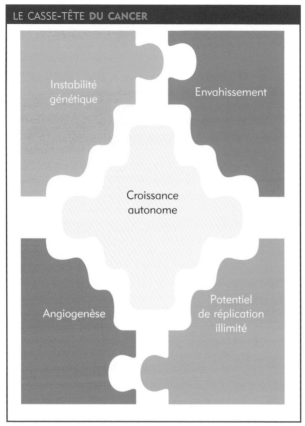

Figure 4

risques de développer un cancer que celles qui n'en consomment qu'occasionnellement. Cet effet préventif est lié en grande partie au contenu exceptionnel de ces végétaux en composés phytochimiques, des molécules anticancéreuses qui ont la propriété de bloquer plusieurs processus utilisés par les cellules précancéreuses pour croître.

LA NATURE, UNE SOURCE DE COMPOSÉS ANTICANCÉREUX

Les plantes ne peuvent fuir leurs agresseurs et ont donc dû élaborer un arsenal chimique considérable pour survivre aux conditions hostiles. Cette « guerre chimique » est rendue possible par le contenu élevé des végétaux en molécules qui possèdent de puissantes actions antibactériennes, insecticides ou fongicides leur permettant de combattre efficacement les agresseurs. Ces molécules sont souvent présentes en quantités exceptionnelles dans la peau des végétaux où, dans le cas des fruits en particulier, elles servent à sauvegarder l'intégrité du matériel génétique présent dans le noyau et ainsi à assurer la propagation de l'espèce. Le meilleur exemple de ce mécanisme est sans doute celui du resvératrol associé à la peau des raisins, une molécule qui fait office de fongicide puissant pour contrôler la colonisation des raisins par les champignons microscopiques. Cependant, en complément de leur action bénéfique pour la survie des végétaux, plusieurs de ces composés ont également des effets anticancéreux importants qui peuvent être employés au quotidien à des fins préventives.

En plus de ces molécules d'origine nutritionnelle, de nombreuses études d'ethnopharmacologie (science qui cherche à identifier des molécules naturelles actives en s'inspirant de l'utilisation des plantes par les médecines traditionnelles) ont montré que le monde végétal contient une véritable banque de composés aux propriétés bénéfiques, nombre d'entre eux étant particulièrement actifs contre les cellules cancéreuses. Certaines molécules anticancéreuses végétales complexes sont très efficaces et peuvent être utilisées telles quelles (taxol, vincristine, vinblastine) pour traiter un cancer avancé ou servir de point de départ à la fabrication de dérivés encore plus performants (etoposide, irinotecan, docetaxel). Cette utilisation thérapeutique des molécules anticancéreuses d'origine végétale est loin d'être marginale car plus de 60 % des médicaments de chimiothérapie encore utilisés en clinique et qui permettent de sauver de nombreuses vies proviennent d'une façon ou d'une autre de sources naturelles !

Par exemple, les légumes crucifères (famille du chou) et les alliacées (famille de l'ail) contiennent des composés phytochimiques qui accélèrent l'élimination de substances cancérigènes par l'organisme et qui possèdent également le potentiel d'inhiber le développement des cellules cancéreuses en les forçant à s'autodétruire par le processus d'apoptose. D'autres aliments, comme les petits fruits ou le thé vert, contiennent des molécules capables d'empêcher les microtumeurs de former un réseau de vaisseaux sanguins pour poursuivre leur croissance (angiogenèse). Il s'agit de quelques exemples parmi tant d'autres, car de nombreux végétaux, que ce soit les agrumes, le soja et même le chocolat (issu d'un végétal), contiennent des composés phytochimiques capables d'entraver la progression du cancer en perturbant l'activité d'enzymes clés impliquées dans la croissance des cellules précancéreuses. D'ailleurs, l'identification et la caractérisation des molécules anticancéreuses présentes dans les aliments demeurent encore aujourd'hui un secteur d'activité de recherche très intense, comme en témoignent les dizaines de milliers de publications scientifiques parues au cours des dernières années sur le rôle de ces molécules dans la prévention du cancer.

En conséquence, un régime alimentaire qui contient de grandes quantités d'aliments riches en molécules anticancéreuses met à profit la longue période de latence nécessaire aux cellules précancéreuses pour arriver à un stade mature (pour devenir cancéreuses) en les attaquant continuellement, les empêchant ainsi d'effectuer les mutations qui leur sont essentielles pour croître et envahir progressivement les tissus dans lesquels elles sont localisées (Figure 5). Ce rôle préventif de l'alimentation ne se limite pas à empêcher l'apparition d'un cancer (prévention primaire) ; il permet également de contrecarrer la croissance des cellules cancéreuses résiduelles qui auraient échappé à un traitement de chimiothérapie et pourraient se développer à nouveau en tumeurs (récurrence), menaçant encore une fois la vie de la personne atteinte. En d'autres mots, recourir à une alimentation riche en végétaux équivaut à faire subir aux cellules précancéreuses une chimiothérapie quotidienne, non toxique pour l'homme, au cours de laquelle la présence continue de molécules anticancéreuses met en échec les tentatives des cellules précancéreuses de se développer en cancer de stade avancé.

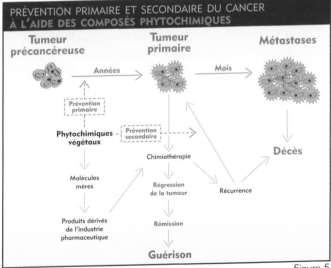

Figure 5

Ces propriétés anticancéreuses associées aux composés présents dans les aliments d'origine végétale n'ont rien d'abstrait ou de théorique ; au contraire, la présence de molécules capables d'interférer avec le développement du cancer est un phénomène largement répandu chez les végétaux, de sorte que la majorité des médicaments de chimiothérapie utilisés aujourd'hui proviennent de sources végétales (voir encadré, p. 36). Dans la même veine, plusieurs composés d'origine nutritionnelle qui ont une activité inhibitrice de certains phénomènes associés au développement du cancer servent actuellement de modèles pour l'industrie pharmaceutique dans le but de fabriquer des molécules analogues qui seront utilisées pour traiter le cancer (Figure 5).

Cette approche est d'autant plus intéressante que, dans certains cas, ces molécules ont déjà des activités similaires à celles qui sont associées à des molécules synthétiques issues des laboratoires pharmaceutiques ! Par exemple, nous avons récemment observé que la lutéoline ainsi que l'apigénine, deux molécules particulièrement abondantes dans des aromates comme la menthe, le thym et le persil, sont de puissants inhibiteurs de l'activité d'une enzyme clé activée par le facteur de croissance PDGF et qui est impliquée dans l'établissement des vaisseaux sanguins dans les tumeurs. Ces molécules possèdent une activité comparable à celle du Gleevec®, un nouveau médicament de chimiothérapie extrêmement efficace, qui est devenu au cours des dernières années le fer de lance du traitement de certaines leucémies (Figure 6).

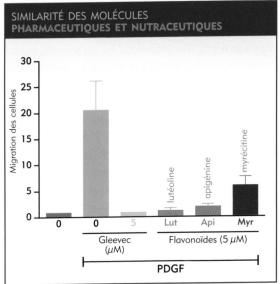

Figure 6

Ces observations illustrent à quel point nos aliments quotidiens contiennent une multitude de molécules anticancéreuses capables de bloquer le développement du cancer et peuvent donc constituer un rempart efficace contre cette maladie.

LES AVANTAGES D'UNE ATTAQUE ÉCLAIR ET SOUTENUE

Il y a quantité d'avantages à tirer profit de cette longue période de latence pour traiter le cancer et ainsi prévenir efficacement son développement à l'aide des composés phytochimiques anticancéreux des végétaux (Figure 7). D'un point de vue strictement quantitatif, il est beaucoup plus facile d'éliminer quelques milliers de cellules présentes dans une microtumeur bénigne que les milliards de cellules cancéreuses qui composent une tumeur mature. Par exemple, une molécule anti-cancéreuse très efficace, qui serait capable d'éliminer 99,9 % des cellules cancéreuses, réussira à éradiquer une microtumeur, mais il restera forcément un nombre plus important de cellules cancéreuses qui auront sur-vécu au traitement d'une tumeur plus avancée. Cette efficacité est d'autant plus grande que les cellules précancéreuses sont à un stade vulnérable ; par consé-quent, elles sont beaucoup moins aptes à modifier leurs gènes (mutation) dans le but de former un réseau de vaisseaux sanguins essentiels à leurs besoins énergé-tiques et de fabriquer les protéines qui leur permettront de résister à l'action des molécules anticancéreuses. Autrement dit, plus la tumeur est petite et immature, meilleures sont les chances de l'éliminer.

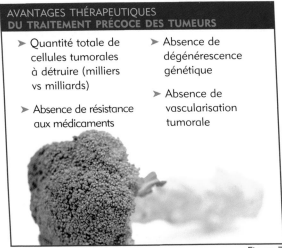

AVANTAGES THÉRAPEUTIQUES DU TRAITEMENT PRÉCOCE DES TUMEURS

➤ Quantité totale de cellules tumorales à détruire (milliers vs milliards)

➤ Absence de résistance aux médicaments

➤ Absence de dégénérescence génétique

➤ Absence de vascularisation tumorale

Figure 7

41

En conclusion, la multitude de composés phyto-chimiques contenus dans les aliments d'origine végétale constitue un trésor de molécules anti-cancéreuses, véritables agents de chimiothérapie capables de prévenir le développement du cancer à la source en empêchant les cellules précancéreuses d'acquérir les caractéristiques indispensables à leur maturation. Cet effet préventif de l'alimentation sera d'autant plus accentué si d'autres facettes de notre mode de vie sont modifiées, de façon à empêcher les tumeurs précancéreuses de pouvoir profiter de conditions qui favorisent leur développe-ment. Car le cancer est un ennemi rusé et obstiné, constamment à l'affût de la moindre faille suscep-tible de lui procurer les éléments capables de l'aider à progresser, et toujours résolu à y parvenir. Un ennemi machiavélique qu'il faut absolument priver d'un environnement propice à l'expression de son immense potentiel destructeur.

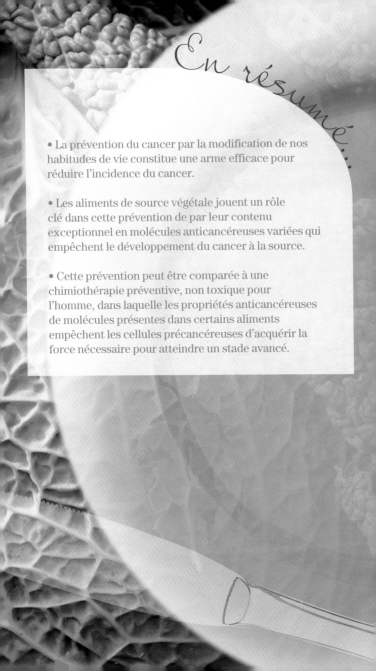

En résumé…

• La prévention du cancer par la modification de nos habitudes de vie constitue une arme efficace pour réduire l'incidence du cancer.

• Les aliments de source végétale jouent un rôle clé dans cette prévention de par leur contenu exceptionnel en molécules anticancéreuses variées qui empêchent le développement du cancer à la source.

• Cette prévention peut être comparée à une chimiothérapie préventive, non toxique pour l'homme, dans laquelle les propriétés anticancéreuses de molécules présentes dans certains aliments empêchent les cellules précancéreuses d'acquérir la force nécessaire pour atteindre un stade avancé.

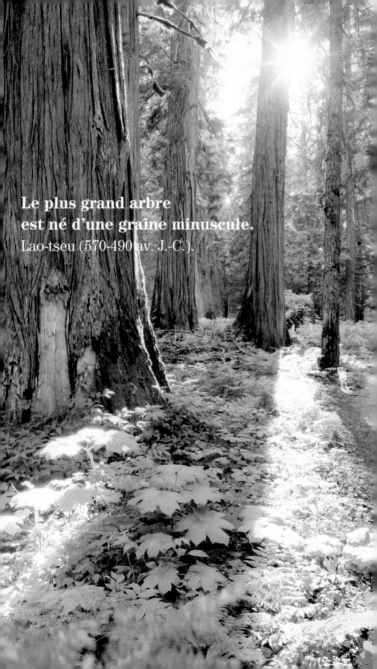

Le plus grand arbre
est né d'une graine minuscule.
Lao-tseu (570-490 av. J.-C.).

CHAPITRE 2

Le cancer, une question d'environnement... cellulaire

La prévention du cancer ne se limite pas à tirer à boulets rouges sur les cellules cancéreuses immatures à l'aide des composés anticancéreux présents dans certains aliments. En effet, malgré leur instabilité génétique, c'est-à-dire leur prédisposition à faire muter leurs gènes plus rapidement que les cellules normales, les cellules cancéreuses ne peuvent parvenir à elles seules à envahir les tissus dans lesquels elles se trouvent ; elles doivent compter sur un environnement favorable à cette croissance, un milieu d'accueil qui se chargera de leur procurer les éléments essentiels à leur progression et favorisera cette quête constante des mutations nécessaires à la réalisation de leurs visées conquérantes. Il faut donc absolument empêcher la création d'un tel environnement procancéreux pour prévenir efficacement le développement du cancer.

UNE GRAINE DANS UN TERREAU

On peut d'une certaine façon comparer le développement du cancer à celui d'une graine dans un terreau, une semence qui semble vulnérable à première vue, mais qui, lorsque les conditions lui sont

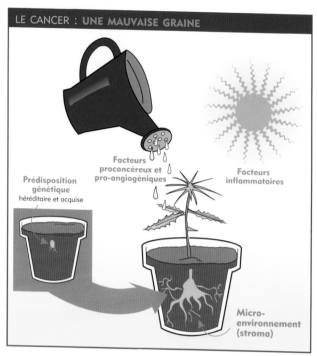

LE CANCER : UNE MAUVAISE GRAINE

Facteurs procancéreux et pro-angiogéniques

Facteurs inflammatoires

Prédisposition génétique
héréditaire et acquise

Micro-environnement (stroma)

Figure 8

favorables, possède l'incroyable capacité de tirer profit de toutes les richesses présentes dans ce terreau pour croître jusqu'à maturité (Figure 8). Dans le cas d'une plante, on sait que cette graine doit pouvoir compter sur un apport adéquat de soleil et d'eau, deux facteurs indispensables à l'assimilation des éléments nutritifs du terreau. C'est la même chose pour le cancer : les microtumeurs, qu'elles soient d'origine héréditaire ou acquises au cours de notre vie, sont incapables par elles-mêmes de tirer profit des richesses de l'environnement dans lequel elles sont localisées. En fait, cet

L'INFLAMMATION, UNE ALLIÉE QUI PEUT AUSSI DEVENIR UNE ENNEMIE…

Le système immunitaire est l'ensemble des phénomènes qui permettent de nous défendre contre les agressions, qu'elles soient d'origine pathogène (bactéries, virus), chimique ou encore traumatique. Ce système est une véritable force armée constituée de soldats d'élite, divisés en groupes spécialisés dans des tâches de neutralisation ou d'attaque bien précises. L'« escouade inflammatoire », division chargée de neutraliser rapidement les intrus, intervient en première ligne. Les cellules de cette escouade, en particulier certains globules blancs appelés macrophages, sont dites « inflammatoires » car elles relâchent des molécules très réactives destinées à éliminer d'éventuels agents pathogènes qui tenteraient d'envahir notre corps, ce qui provoque une irritation (facilement repérable sous forme de rougeurs, d'enflures ou de picotements). Cette réaction inflammatoire sert également à amorcer la réparation des tissus abîmés, grâce aux nombreux facteurs de croissance sécrétés par les cellules inflammatoires qui accélèrent l'arrivée de cellules saines et favorisent la formation de nouveaux vaisseaux sanguins. En temps normal, cette réaction devrait être de courte durée, car la présence continue de molécules inflammatoires devient extrêmement irritante pour les tissus touchés. Lorsqu'elle perdure, un état d'inflammation chronique s'installe, ce qui peut provoquer des douleurs intenses au siège de l'inflammation. Comme nous le verrons, l'inflammation chronique peut également être favorisée par certains facteurs du mode de vie (tabagisme, obésité, surcharge calorique, carence en acides gras oméga-3). Bien que ce type d'inflammation chronique ne cause pas nécessairement de symptômes apparents, elle crée néanmoins un climat propice à la croissance des cellules présentes dans l'environnement enflammé ; un état particulièrement dangereux si le tissu contient des microtumeurs composées de cellules précancéreuses. Celles-ci peuvent alors utiliser les facteurs de croissance sécrétés par les cellules inflammatoires, ainsi que le nouveau réseau de vaisseaux sanguins créé à proximité de l'inflammation, pour devenir une tumeur mature.

environnement où évoluent les cellules précancéreuses (appelé stroma) est composé d'un très grand nombre de cellules non cancéreuses, en particulier des cellules du tissu conjonctif, milieu peu réceptif à la présence de ces microtumeurs et même doté d'un caractère anticancéreux qui restreint leur développement. Les microtumeurs dépendent donc totalement de facteurs additionnels qui vont « activer » ce stroma, le forcer à modifier son *statu quo* pour qu'elles puissent y puiser les éléments nécessaires à leur progression.

Deux types de facteurs procancéreux présents dans l'environnement immédiat des cellules précancéreuses sont particulièrement importants pour le développement du cancer. Le premier, qui peut être d'une certaine façon comparé à l'eau, vise à enraciner plus solidement la graine dans le terreau, à faire en sorte qu'elle puisse s'établir et compter sur un approvisionnement constant en nutriments. Pour y arriver, ces facteurs procancéreux modifient la fonction des cellules du stroma, les forçant à sécréter différentes substances qui, d'une part, permettront à la microtumeur de se frayer un chemin à l'intérieur du tissu et, d'autre part, contribueront à sa progression en lui fournissant un nouveau réseau de vaisseaux sanguins pour combler ses besoins énergétiques.

Cette croissance stimulée par les facteurs procancéreux et pro-angiogéniques serait cependant beaucoup plus lente si la microtumeur ne pouvait compter sur un autre type de facteur procancéreux, qui, de façon analogue au soleil pour une plante, va accélérer le processus en lui apportant une source importante de puissants stimulateurs : les cellules inflammatoires de notre système immunitaire. En d'autres mots, comme l'eau et le soleil dans le cas d'une plante, ces facteurs procancéreux et inflammatoires agissent de concert pour permettre aux cellules précancéreuses de puiser les éléments nécessaires à leur progression dans leur environnement immédiat.

Prévenir le cancer, c'est donc non seulement attaquer ces graines, ces tumeurs en devenir, pour éviter qu'elles prolifèrent et envahissent tout l'environnement, mais aussi modifier cet environnement de façon à éviter qu'il ne contienne les éléments susceptibles de créer un climat propice à la croissance de ces tumeurs. Cette double approche préventive est essentielle, car plusieurs aspects de notre mode de vie, notamment le régime alimentaire, peuvent contribuer activement à accélérer le développement du cancer en favorisant la création d'un environnement propice. En ce sens, rien n'illustre mieux l'influence de cet environnement que le rôle crucial joué par l'inflammation dans la progression du cancer.

LE CANCER, UNE MALADIE INFLAMMATOIRE

L'inflammation provoquée par notre système immunitaire est un phénomène essentiel à l'intégrité de notre organisme ; sans elle, nous serions complètement à la merci des nombreux agents pathogènes présents dans notre environnement extérieur (voir encadré, p. 47). Cependant, lorsqu'elle devient trop intense ou se produit sur une trop longue période, l'inflammation peut provoquer le développement de plusieurs pathologies et même favoriser la progression de maladies comme le cancer. Une étroite association entre l'inflammation et le cancer était déjà connue des premiers pathologistes qui se sont intéressés au cancer. En effet, la présence d'une abondance de macrophages et d'autres cellules immunitaires dans les tumeurs est une caractéristique fondamentale d'un grand nombre de cancers (soulignons que, de façon générale, plus cette présence est importante, plus la tumeur a atteint un stade avancé et dangereux).

L'importance de l'inflammation dans le développement du cancer est également bien illustrée par la relation étroite qui existe entre diverses pathologies causées par une inflammation chronique et l'augmentation fulgurante du risque de cancer associé à ces conditions inflammatoires (Tableau 3). En effet, on sait depuis longtemps que l'inflammation chronique, qu'elle soit causée par l'exposition répétée à des produits toxiques (fumée de cigarette, fibres d'amiante), par certaines bactéries

---

LES LIENS ENTRE LE CANCER ET L'INFLAMMATION

➤ Plusieurs types de tumeurs surgissent de préférence dans les tissus enflammés.

➤ Les cellules immunitaires qui causent l'inflammation chronique se trouvent en abondance dans les tumeurs.

➤ Les médiateurs chimiques qui contrôlent l'inflammation sont produits par des tumeurs.

➤ L'inhibition des médiateurs inflammatoires empêche le développement de cancers.

➤ Les variations génétiques des gènes inflammatoires changent la probabilité et la gravité du cancer.

➤ L'usage à long terme d'anti-inflammatoires réduit le risque de certains cancers.

Tableau 3

MALADIES INFLAMMATOIRES QUI PRÉDISPOSENT AU CANCER	
Maladie inflammatoire ➤ de l'intestin	Cancer colorectal
Gastrite induite par ➤ *H. pylori*	Cancer gastrique
Salpingites ➤	Cancer ovarien
Schistosomiase ➤	Cancer de la vessie
H. pybri ➤	Lymphome du MALT
Virus hépatiques B et C ➤	Cancer du foie
HHV8 ➤	Sarcome de Kaposi
Silice ➤	Carcinome bronchial
Amiante ➤	Mésothéliome
Métaplasie de Barrett ➤	Cancer de l'œsophage
Thyroïdite ➤	Carcinome papillaire thyroïdien
Prostatite ➤	Cancer de la prostate

Tableau 4

ou virus (*Helicobacter pylori*, virus de l'hépatite) ou par la présence d'un déséquilibre métabolique durable, augmente considérablement les risques de développer un cancer des organes touchés par ces agressions inflammatoires (Tableau 4). Par exemple, l'inflammation causée par la présence continue de *H. pylori* dans l'estomac accroît de trois à six fois le risque de cancer de cet organe, alors que la colite ulcéreuse, maladie inflammatoire chronique du gros intestin, augmente de près de dix fois le risque de cancer du côlon. Ces relations sont loin de représenter des cas isolés : globalement, on estime actuellement que, dans le monde, un cancer sur six est directement lié à la présence de conditions inflammatoires chroniques.

L'INFLAMMATION MET LE FEU AUX POUDRES !

Les mécanismes par lesquels les cellules précancéreuses utilisent l'inflammation pour progresser jusqu'à un stade mature sont complexes et témoignent de l'extraordinaire faculté du cancer à utiliser tous les éléments présents dans son environnement immédiat pour parvenir à ses fins.

Par exemple, les cellules cancéreuses sécrètent des messages destinés aux cellules inflammatoires situées à proximité, les forçant à relâcher un grand nombre de facteurs de croissance et d'enzymes qui permettent aux cellules cancéreuses de se frayer un chemin à travers la structure du tissu, ainsi que certaines molécules essentielles à la formation d'un réseau de vaisseaux sanguins, indispensables à la

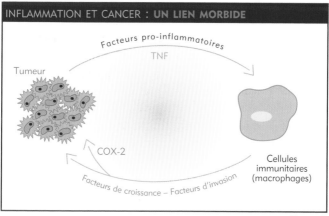

INFLAMMATION ET CANCER : UN LIEN MORBIDE

Facteurs pro-inflammatoires

TNF

Tumeur

COX-2

Facteurs de croissance – Facteurs d'invasion

Cellules immunitaires (macrophages)

Figure 9

progression du cancer (Figure 9). Tous ces facteurs sont normalement destinés à accélérer la guérison et à rétablir l'équilibre des tissus endommagés, mais pour une tumeur précancéreuse qui cherche à améliorer ses chances de croissance, ces outils sont de véritables cadeaux du ciel !

Ces facteurs favorisent également la survie des cellules cancéreuses en activant une protéine clé au nom charmant, le *nuclear factor* κB (NFκB), qui joue également un rôle crucial dans la croissance de ces cellules en augmentant considérablement la production de la cyclooxygénase-2 (COX-2), une enzyme très importante impliquée dans la production de molécules inflammatoires. Cette surabondance de COX-2 a pour conséquence d'augmenter la présence des macrophages et des cellules immunitaires sur le site d'inflammation. On assiste alors à l'établissement d'un véritable cercle vicieux, dans lequel les facteurs de croissance produits par les macrophages sont utilisés par les cellules cancéreuses pour survivre et progresser et, en parallèle, cette survie des cellules cancéreuses provoque l'émission de grandes quantités de molécules inflammatoires, favorisant ainsi le recrutement d'autres macrophages. C'est pour cette raison que l'inflammation constitue un élément clé dans la progression du cancer : en créant un environnement riche en facteurs de croissance, la présence continue de cellules inflammatoires procure aux cellules précancéreuses des conditions idéales qui leur permettent d'accélérer leurs tentatives de mutations et d'acquisition de nouvelles propriétés essentielles pour poursuivre leur progression.

RÉDUIRE L'INFLAMMATION
À L'AIDE DE L'ALIMENTATION

Au cours des dernières années, plusieurs études ont montré que les utilisateurs réguliers de médicaments anti-inflammatoires qui inhibent spécifiquement l'activité de la COX-2 (Vioxx® et Celebrex®) ont un risque beaucoup plus faible d'être touchés par certains types de cancer, notamment celui du côlon. Cependant, ces médicaments ont des effets secondaires importants sur le système cardiovasculaire (qui ont même entraîné le retrait du marché du Vioxx®), ce qui limite leur utilisation à des fins préventives. Néanmoins, l'effet protecteur de ces molécules anti-inflammatoires indique que la réduction de l'inflammation représente une approche très prometteuse dans la prévention du cancer.

La présence d'inflammation chronique si essentielle au développement du cancer n'est pas toujours causée par des agressions extérieures mais peut également être grandement favorisée par le régime alimentaire. En ce sens, la consommation excessive d'aliments transformés, surchargés de sucres et de gras néfastes, associée à une carence en produits d'origine végétale, notamment en fruits et en légumes, représente la meilleure combinaison susceptible de créer des conditions pro-inflammatoires, une inflammation chronique propice au développement du cancer.

LA CARENCE EN ACIDES GRAS OMÉGA-3

Les gras polyinsaturés peuvent être divisés en deux grandes classes, nommées oméga-3 et oméga-6. Ces deux types de gras sont dits « essentiels » parce qu'ils sont indispensables au bon fonctionnement de notre corps. Or nous sommes incapables de les fabriquer et ils doivent donc être obtenus à partir de l'alimentation. Ils participent à la formation des membranes cellulaires, au développement et à l'activité du cerveau, à la

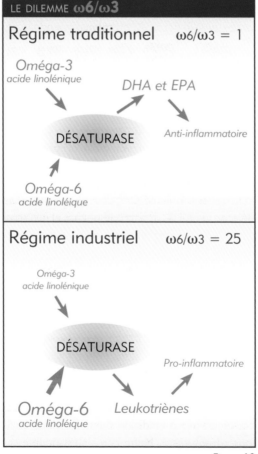

Figure 10

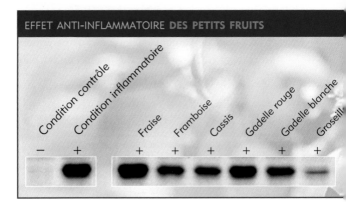

EFFET ANTI-INFLAMMATOIRE **DES PETITS FRUITS**

Condition contrôle / Condition inflammatoire / Fraise / Framboise / Cassis / Gadelle rouge / Gadelle blanche / Groseill

− + + + + + + +

fabrication de substances nécessaires à la régulation de la pression sanguine, à l'élasticité des vaisseaux sanguins et à la réponse inflammatoire et immunitaire.

Les oméga-6 sont transformés en leukotriènes, molécules pro-inflammatoires qui favorisent la coagulation et la croissance des cellules, deux phénomènes liés à la défense contre les agents pathogènes et à la réparation des lésions provoquées par un bris des cellules (blessure). À l'opposé, les oméga-3 sont transformés en acides docosahéxaénoïque (DHA) et eicosapentanoïque (EPA), deux types de gras polyinsaturés qui empêchent ces phénomènes de s'emballer et de causer des torts aux tissus touchés grâce à leurs activités anti-inflammatoires, anticoagulantes et antiprolifératives (Figure 10). Un équilibre dans l'apport alimentaire de ces deux substances est donc crucial pour assurer un contrôle adéquat des processus inflammatoires.

Les oméga-6 et oméga-3 sont transformés en molécules actives à l'aide du même système enzymatique (désaturase). Notre corps s'est adapté au

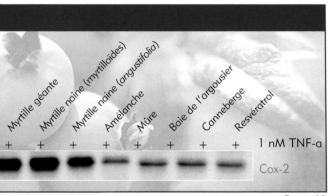

Myrtille géante · Myrtille naine (myrtilloïdes) · Myrtille naine (*angustifolia*) · Amélanche · Mûre · Baie de l'argousier · Canneberge · Resvératrol

| + | + | + | + | + | + | + | + | 1 nM TNF-a |

Cox-2

Figure 11

cours de l'évolution pour fonctionner avec une alimentation équilibrée en acides gras polyinsaturés, de sorte que la balance penche vers la production de EPA et de DHA et crée donc un environnement anti-inflammatoire. Cependant, avec les changements importants introduits par l'industrialisation de la nourriture, notamment l'utilisation excessive d'huiles végétales riches en oméga-6, cet équilibre n'existe plus aujourd'hui et la plupart d'entre nous consommont environ vingt-cinq fois plus d'oméga-6 que d'oméga-3. Ce déséquilibre a des conséquences importantes en termes de prévention du cancer, car l'excès d'oméga-6 fait pencher la balance de notre corps vers l'inflammation. Comme nous le verrons dans le chapitre consacré aux graines de lin, il n'y a aucun doute qu'augmenter l'apport en acides gras oméga-3, tout en abaissant celui en oméga-6, de façon à rétablir un équilibre et ainsi empêcher la création d'un climat d'inflammation chronique, constitue un préalable important pour interférer avec le développement du cancer. Dans la même veine, certains poissons gras, tels le saumon, le maquereau, le hareng et les sardines, possèdent des quantités importantes de EPA et de DHA, et leur consommation régulière constitue un autre moyen efficace de restreindre l'inflammation.

LA CARENCE EN PRODUITS VÉGÉTAUX

Certains aliments d'origine végétale possèdent de puissantes propriétés anti-inflammatoires, et leur faible présence dans le régime alimentaire occidental contribue certainement à créer un climat inflammatoire propice au développement du cancer. Par exemple, le resvératrol du vin rouge et la curcumine du curcuma (voir chapitre 8) contiennent des molécules capables de bloquer une étape cruciale de la synthèse de la COX-2 par les cellules cancéreuses ; cette propriété joue un rôle important dans leur potentiel d'interférence avec la croissance de certains types de cellules cancéreuses. Cette propriété anti-inflammatoire semble être partagée par plusieurs végétaux. En effet, des recherches récentes effectuées dans notre laboratoire indiquent que l'ajout d'extraits de groseille, de mûre ou de canneberge à des cellules dérivées d'un cancer de la prostate inhibe remarquablement la hausse de COX-2 induite par le TNF, puissante molécule impliquée dans l'apparition de l'inflammation (Figure 11). Compte tenu du rôle important de l'inflammation dans le développement du cancer, il va sans dire que les propriétés anti-inflammatoires de plusieurs aliments ne peuvent qu'avoir un impact positif sur la prévention du cancer.

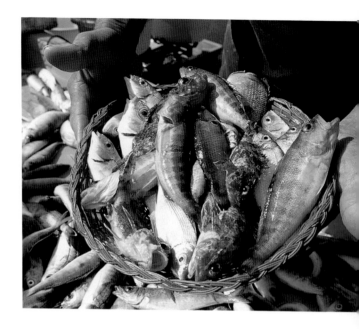

En résumé, il faut donc voir la croissance du cancer non pas comme un phénomène isolé, mais comme un processus dont le succès dépend directement des conditions favorables fournies par l'hôte. Cette forte dépendance du cancer envers son environnement est cependant une faiblesse, une faille dans son armure, qu'il est possible d'exploiter. Le cancer ne crée rien ; c'est un parasite obligatoire, qui demeure dans un état fragile aussi longtemps qu'il se trouve en terrain inhospitalier. Lorsque les conditions lui sont favorables, nous l'avons vu, il déploiera des trésors d'ingéniosité pour utiliser à son profit son environnement immédiat et sera constamment à la recherche de nouvelles mutations qui lui permettront de croître. En revanche, en l'absence de conditions favorables, le cancer est démuni et n'arrive pas à exprimer son plein potentiel. Il est condamné à demeurer discret, anonyme et impuissant.

Il est donc crucial non seulement de limiter au minimum l'inflammation chronique en adoptant une alimentation plus riche en végétaux, mais aussi d'éviter à tout prix les facteurs qui favorisent cette inflammation. En ce sens, la consommation excessive d'aliments transformés, surchargés de sucres et de gras néfastes, et l'obésité qui s'ensuit sont sans contredit les principaux facteurs du mode de vie susceptibles de favoriser l'inflammation et la progression de tumeurs microscopiques vers un stade avancé.

En résumé...

• L'environnement cellulaire
est capital dans la progression du
cancer en procurant aux cellules précancéreuses plusieurs éléments qui leur permettent
de mieux s'implanter dans les tissus où elles se
trouvent.

• Parmi ces facteurs environnementaux, les cellules du
système immunitaire responsables de l'inflammation
chronique participent activement à la croissance du
cancer en favorisant la survie et la croissance des
cellules précancéreuses, ainsi qu'en leur permettant
d'acquérir un réseau de vaisseaux sanguins qui subvient
à leurs besoins énergétiques.

• Une abondance d'aliments d'origine végétale ainsi
qu'un apport important en acides gras oméga-3 jouent
un rôle crucial dans la réduction de l'inflammation,
élément indispensable à la prévention du cancer.

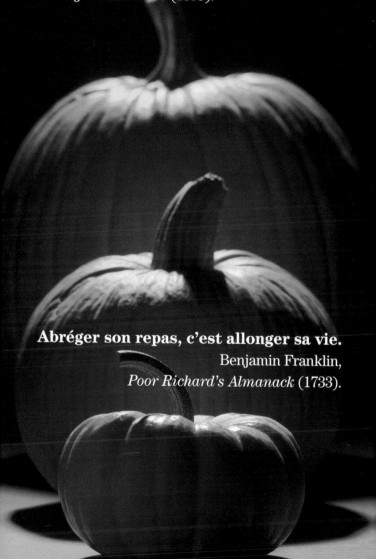

**Je peux résister à tout,
sauf à la tentation.**
Oscar Wilde, *L'Éventail
de Lady Windermere* (1893).

Abréger son repas, c'est allonger sa vie.
Benjamin Franklin,
Poor Richard's Almanack (1733).

CHAPITRE 3

L'obésité, un problème de taille

Il y a un siècle à peine, le principal problème de nature alimentaire qui menaçait notre société était la malnutrition. Les inévitables carences en nutriments et vitamines qui y sont associées ont été directement responsables de la mort prématurée de milliers de personnes. Un siècle plus tard, l'alimentation suscite toujours des inquiétudes, complètement différentes cette fois-ci, du moins dans les pays riches. La surconsommation et la mauvaise qualité de la nourriture constituent aujourd'hui un problème de santé publique majeur puisqu'elles sont responsables de maladies chroniques qui réduisent la qualité et l'espérance de vie d'un nombre toujours croissant d'individus. Cet incroyable renversement de situation illustre non seulement la place importante qu'occupe l'alimentation dans le maintien d'une bonne santé, mais aussi la fragilité et la complexité de cette relation. En ce sens, accorder une attention spéciale à la nature de l'alimentation de façon à rétablir un équilibre compatible avec le maintien de la santé ne peut avoir que des répercussions notables sur la prévention de maladies qui affectent notre société, notamment le cancer.

LES MAUVAIS CÔTÉS
DE LA CORNE D'ABONDANCE

Selon la légende grecque, la corne ornant le front d'Amalthée, la chèvre qui allaita Zeus enfant, était dotée de pouvoirs magiques, capables de procurer mets et boissons à volonté. Nous avons accès aujourd'hui à une abondance digne de ces dieux : en effet, jamais depuis l'apparition de l'espèce humaine sur Terre nous n'avons eu un accès aussi facile à une telle quantité de nourriture. Il s'agit d'un progrès extraordinaire, car durant les quelque 2 millions d'années qui ont marqué l'histoire de l'homme, obtenir les aliments essentiels à la survie a toujours représenté un immense défi qui a nécessité de multiples adaptations. Ces progrès sont directement liés à la révolution industrielle, marquée par le développement de nouveaux procédés de fabrication, ainsi qu'à la production agricole intensive, qui facilitent aujourd'hui l'accès à des quantités considérables de nourriture, et ce, à des coûts raisonnables pour la grande majorité des gens. L'abondance, la diversité de fruits et légumes frais tout au long de l'année et la multiplication d'aliments provenant des quatre coins du globe ont permis

CONTENU CALORIQUE **DE FAST-FOOD**	
Muffin de restauration rapide	500
Grande portion de frites	540
Hamburger double	1 000
Seau de pop-corn avec beurre	1 640

Tableau 5

UN PROBLÈME DE TAILLE...

En France, l'obésité infantile est passée de 3% en 1965 à 16% en 2004.

	1960	2000
Grosseur d'un muffin	75 g	170 g
Bouteille de cola	200 ml	500 ml
Sac de chips	30 g	85 g
Hamburger	40 g	40 à 225 g

Tableau 6

d'élargir nos horizons culinaires et de consommer une quantité et une variété de nourriture qui auraient fait l'envie de nos ancêtres...

Malheureusement, cette abondance n'est pas toujours synonyme de qualité. Les dernières décennies ont vu naître un nouveau secteur industriel, centré sur la production à grande échelle d'aliments énergétiques destinés à être consommés rapidement. Cette «malbouffe» a eu d'énormes conséquences non seulement sur les habitudes de consommation, mais aussi sur la relation des individus à la nourriture. Désormais, plus besoin de cuisiner ou de prendre la peine de s'asseoir à table : il est possible de se nourrir efficacement et rapidement n'importe où, même dans sa voiture ou devant la télé. La nourriture est devenue un bien de consommation comme les autres, un produit largement disponible et uniformisé de façon à plaire au plus grand nombre. Dans ce contexte, le plaisir associé à la découverte de saveurs et de textures nouvelles passe au second plan, remplacé par la simple satisfaction d'être rassasié… jusqu'au prochain repas (voir encadré, p. 68).

Et il y a de quoi être rassasié ! En effet, non seulement ces aliments sont très caloriques (notamment les aliments de restauration rapide) (Tableau 5), mais la taille des portions proposées est de plus en plus grande (Tableau 6). En fait, le format de la plupart des produits alimentaires le plus couramment consommés a augmenté de façon significative au cours des dernières décennies, souvent sous le prétexte d'en donner plus au consommateur pour un prix moindre. Cependant, les études démontrent clairement que l'attrait visuel provoqué par une portion plus grosse parvient à court-circuiter nos mécanismes internes de régulation de l'appétit et nous pousse à consommer davantage de nourriture que nos besoins l'exigent. Il va de soi que cette surconsommation d'aliments, le plus souvent très caloriques, promet d'avoir d'importantes répercussions sur la taille des consommateurs !

UNE FAIM SANS FIN

Manger autant est d'autant plus paradoxal qu'avec tous les progrès technologiques réalisés au cours du siècle dernier, jamais nous n'avons eu à dépenser aussi peu d'énergie. Le grand nombre d'heures passées devant la télévision et l'ordinateur de même que le déplacement du marché de l'emploi vers le secteur des services font en sorte que notre mode de vie est beaucoup plus sédentaire qu'auparavant.

En conséquence, on estime qu'un apport alimentaire de 2 200 calories par jour suffit amplement à combler les besoins énergétiques de la majorité des gens. Or, au lieu de réduire la quantité de calories pour tenir compte de cette sédentarisation, les Nord-Américains ne cessent au contraire de manger davantage : en vingt-cinq ans, soit de 1981 à 2004, l'absorption quotidienne de calories par les Canadiens est passée de 2 294 à 2 674, soit une hausse de 17 % !

Cette avalanche de substances énergétiques est à l'opposé du type de nourriture pour laquelle notre métabolisme s'est adapté au cours de l'évolution. Que ce soit durant la préhistoire, où les incertitudes liées au succès de la chasse ou de la cueillette pouvaient signifier un jeûne prolongé, ou même après le développement de l'agriculture, toujours sujette aux intempéries ou à la présence d'agents pathogènes qui pouvaient détruire les récoltes, le quotidien des hommes a toujours été beaucoup plus marqué par la rareté que par l'abondance de nourriture. Notre métabolisme, c'est-à-dire la façon dont nous assimilons l'énergie contenue dans les aliments, a donc dû s'adapter à ces cycles de « festin-famine » et développer des façons efficaces de stocker les surplus d'énergie pour pallier les périodes de disette. Dans notre situation actuelle d'abondance alimentaire et de sédentarité, ces mécanismes efficaces de stockage deviennent cependant paradoxalement trop performants, surtout si aucun effort physique n'est nécessaire pour acquérir la nourriture : il y a alors accumulation excessive des surplus dans les tissus graisseux qui, lorsqu'elle devient chronique, mène directement à l'embonpoint et à l'obésité.

UN UNIVERS EN EXPANSION

Selon les critères établis par l'Organisation mondiale de la santé, les personnes ayant un indice de

POURQUOI MANGER AUTANT ?

Les raisons qui poussent les gens à vouloir manger toujours plus, en dépit d'un mode de vie de plus en plus sédentaire, sont complexes. D'une part, le contenu élevé des aliments en substances hautement énergétiques plaît particulièrement à notre cerveau, qui a évolué pour reconnaître l'importance de ces substances pour la survie en condition de rareté de nourriture (ce qui a été le cas pendant plus de 2 millions d'années !). La présence simultanée de quantités élevées de sucre et de gras dans un aliment, très rare dans la nature, est à cet égard particulièrement attrayante car elle procure un sentiment de plaisir qui encourage la répétition. D'autre part, il ne faut pas négliger l'impact de la publicité sur la consommation, surtout à une époque où le nombre d'heures passées devant la télévision ou l'ordinateur n'a jamais été aussi élevé : en 2005, en Amérique du Nord, l'industrie alimentaire a dépensé 11 milliards de dollars en publicité pour ces produits, dont 5 milliards seulement à la télévision.

Du point de vue métabolique, l'ingestion de grosses portions d'aliments énergétiques provoque un excès de sucre dans le sang, auquel notre corps répond en produisant de grandes quantités d'insuline pour absorber tout ce sucre... ce qui provoque paradoxalement un état d'hypoglycémie quelques heures après le repas ! Le réflexe immédiat est donc de manger à nouveau pour rétablir un niveau adéquat de sucre, créant ainsi un cycle qui donne du fil à retordre à notre métabolisme. La surconsommation de nourriture peut donc être vue comme une forme de dépendance, une « drogue » autant psychologique que physique, qui est fortement encouragée par tout un secteur de la société vantant les « mérites » de ces produits alimentaires vendus en formats gigantesques...

masse corporelle situé entre 25 et 30 souffrent d'embonpoint, et celles dont l'indice est supérieur à 30 sont obèses (Tableau 7). Dans le monde, environ 1 milliard de personnes présentent un excédent de poids, et 312 millions d'entre elles, dont environ 30 millions d'enfants, sont obèses.

Ces chiffres sont encore plus impressionnants lorsqu'on examine l'évolution de cette tendance en Amérique du Nord : en quarante ans à peine, le nombre d'adultes obèses a plus que doublé, tandis que le nombre d'enfants obèses, garçons ou filles, a quant à lui plus que triplé. On estime actuellement qu'environ 30 % des adultes et 10 % des enfants nord-américains sont obèses (Figure 12). La situation risque même de se dégrader puisque l'obésité continue de croître à un rythme soutenu et menace maintenant des sociétés que l'on croyait immunisées contre ce fléau à cause de leurs traditions culinaires, comme la France et la Chine.

L'embonpoint et l'obésité sont généralement considérés comme des problèmes d'ordre esthétique et les gens qui désirent perdre du poids le font souvent seulement dans le but d'améliorer leur apparence. Pourtant, c'est bien le moindre des maux associés à l'excès de poids ! L'obésité est d'abord et avant tout un problème médical majeur. Non seulement elle est à la source de plusieurs

NORMES UTILISÉES POUR DÉFINIR L'EMBONPOINT ET L'OBÉSITÉ*		
IMC (kg/m²)	Classification (OMS)	Description
<18,5	Poids insuffisant	Mince
18,5-24,9	Poids recommandé	Poids idéal
25-29,9	Niveau 1 de surpoids	Surpoids
30-39,9	Niveau 2 de surpoids	Obésité
>40	Niveau 3 de surpoids	Obésité morbide

L'indice de masse corporelle (IMC) est calculé en divisant le poids (en kilos) par la taille (en mètres) au carré.
* Selon l'Organisation mondiale de la santé (OMS).

Tableau 7

maux touchant l'ossature et les articulations, mais elle favorise de nombreux désordres métaboliques, en particulier le diabète, les maladies cardiovasculaires et certains cancers. Pour saisir l'ampleur des dommages causés par cette maladie, les études récentes indiquent qu'en 2003 les décès directement liés à l'obésité ont dépassé ceux qui sont causés par l'usage du tabac aux États-Unis.

OBÉSITÉ ET CANCER

En plus de constituer un facteur de risque important dans le développement du diabète ou des maladies

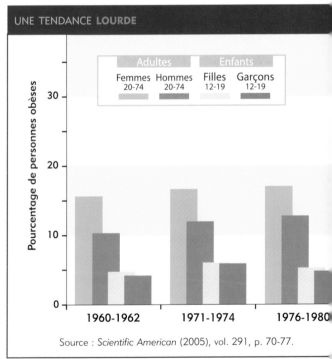

UNE TENDANCE **LOURDE**

Source : *Scientific American* (2005), vol. 291, p. 70-77.

Figure 12

cardiovasculaires, l'obésité représente un facteur déterminant dans celui de développer certains types de cancer (Figure 13). Les personnes obèses voient leurs risques de développer un cancer du côlon, de la vésicule biliaire, de l'œsophage et du rein augmenter de 200 à 300 %, et ce pourcentage s'élève à 350 % dans le cas du cancer de l'endomètre (muqueuse de l'utérus). À elle seule, l'obésité serait responsable d'environ 30 % de tous les cancers du côlon chez les hommes et de près de 60 % de tous les cancers de l'endomètre chez les femmes ! Globalement, on estime que l'embonpoint et l'obésité pourraient causer environ 15 % de la mortalité liée au cancer aux États-Unis et que près de 100 000 décès pourraient être évités chaque année si la population avait un indice de masse corporelle normal.

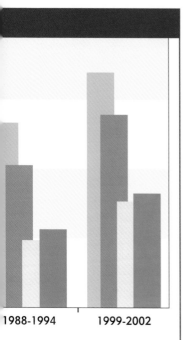

1988-1994   1999-2002

Les mécanismes par lesquels l'obésité déclenche le développement des cancers sont complexes mais commencent à être mieux compris. Contrairement à ce que l'on croit souvent, les cellules des tissus adipeux (les adipocytes) n'ont pas pour seule fonction de stocker les surplus sous forme de

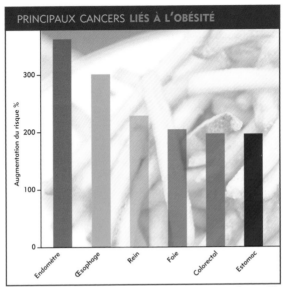

PRINCIPAUX CANCERS LIÉS À L'OBÉSITÉ

Figure 13

graisse. Très actives, ces cellules jouent le rôle d'une véritable glande qui sécrète divers types de messages destinés aux tissus environnants (par exemple, lors d'un exercice intense, les adipocytes produisent des acides gras pour fournir de l'énergie aux muscles). Or, chez les personnes obèses, ces cellules sont surchargées de graisse, ce qui provoque un dérèglement de leur fonction (Figure 14).

Elles sécrètent beaucoup trop d'acides gras, ce qui force les cellules du foie et des muscles à utiliser ces graisses au lieu du sucre pour remplir leurs tâches normales. Cette baisse d'utilisation du sucre a des répercussions importantes, car le taux de sucre dans le sang demeure élevé, en dépit d'une hausse de la quantité d'insuline : c'est l'apparition de ce qu'on appelle la « résistance à l'insuline », qui est responsable du développement du diabète de type 2. Cette hausse d'insuline peut également participer à la croissance de certaines tumeurs en augmentant les taux sanguins d'autres hormones ou facteurs de croissance, comme l'IGF-1, qui stimulent la prolifération des cellules des tissus environnants et augmentent du même coup le risque de cancer. En parallèle, l'insuline provoque également la synthèse de molécules inflammatoires qui favoriseront le développement du diabète et, par ailleurs, procureront aux cellules précancéreuses des conditions propices à leur développement. Tous ces effets néfastes sont d'autant plus accentués que les adipocytes utilisent l'abondant réseau de vaisseaux sanguins présents dans le tissu adipeux hypertrophié (chaque kilo de graisse contient pas moins de 3,5 km de vaisseaux !) pour diffuser une panoplie de facteurs

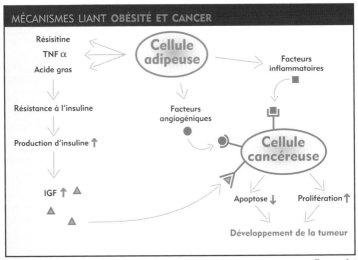

Figure 14

favorisant l'inflammation et l'angiogenèse, ce qui amplifie encore la contribution du tissu adipeux à la croissance des cancers.

L'obésité ne se résume donc pas à un simple excès de poids : il s'agit d'un état complexe qui a d'énormes conséquences sur plusieurs fonctions de notre organisme et qui peut contribuer activement à favoriser le développement de maladies très graves, voire mortelles, comme le cancer.

En résumé, comme la carence en fruits et légumes, la surconsommation de nourriture contribue à la forte incidence de certains types de cancer. La combinaison de ces deux facteurs leur est particulièrement propice, car un faible apport en molécules anticancéreuses de source alimentaire permet aux cellules cancéreuses de progresser sans entraves ; leur croissance sera d'autant plus favorisée par les conditions inflammatoires provoquées par la surcharge calorique et l'obésité.

Il faut donc remettre en question ce mode d'alimentation, non seulement pour ses excès, sa monotonie et son absence d'originalité, mais surtout pour son impact très négatif sur la santé. Tirer profit de l'abondance de nourriture disponible ne signifie pas manger au-delà de nos besoins, mais plutôt utiliser ces multiples ressources pour augmenter le plaisir de bien se nourrir tout en prévenant la maladie. Ce n'est pas parce que la nourriture n'est plus aussi rare qu'auparavant qu'elle n'est plus précieuse ; au contraire, elle constitue aujourd'hui la meilleure arme à notre disposition pour combattre le cancer.

En résumé...

• L'épidémie d'obésité actuellement observée dans les pays industrialisés est directement liée à la surconsommation d'aliments riches en calories, surtout lorsqu'elle est associée à une baisse d'activité physique.

• L'augmentation de la masse adipeuse entraîne de nombreux effets secondaires sur les fonctions du corps humain, notamment en favorisant la création d'un environnement pro-inflammatoire qui soutient le développement de plusieurs types de cancer.

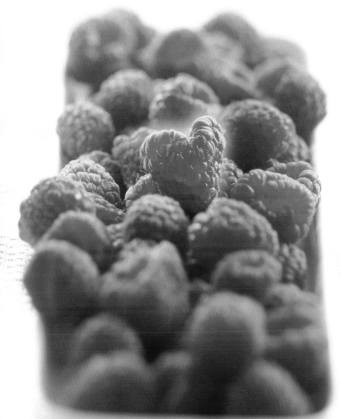

Le sage ne s'afflige jamais des maux présents, mais emploie le présent pour en prévenir d'autres.
William Shakespeare,
Richard II, acte III, scène II (1595).

CHAPITRE 4

L'alimentation, au cœur de la prévention du cancer

Il ne fait aucun doute que l'incidence élevée de nombreux cancers dans les pays industrialisés pourrait être considérablement réduite par une modification en profondeur de nos habitudes alimentaires. Toutefois, changer de mode de vie et d'alimentation n'est pas une mince tâche et c'est pourquoi il est parfois tentant d'opter pour des solutions faciles. L'industrie l'a bien compris et nous propose un nombre toujours croissant de médicaments, suppléments alimentaires ou extraits « naturels », tous censés résoudre les problèmes occasionnés par une alimentation de mauvaise qualité, sans que nous ayons pour autant à remettre en question cette façon de s'alimenter (voir encadré, p. 78). Mark Twain disait que « l'homme est le seul animal qui a une attirance irrésistible pour les pilules » et l'on ne peut que lui donner raison, compte tenu des ventes faramineuses de produits destinés à atténuer les impacts négatifs associés à de mauvaises habitudes alimentaires.

LE SYNDROME « DIGESTOL »

Il y a quelques années, une publicité américaine vantant les mérites d'un antiacide bien connu mettait en scène une mère de famille préoccupée par l'état de santé de son entourage : « Mon mari souffre de diarrhée, ma fille aînée de constipation, mon fils de maux de ventre et moi de reflux gastriques. À quoi je pense pour tout ça ? *Digestol*. » De toute évidence, cette femme aurait plus besoin d'un livre de cuisine que d'une bouteille de médicament ! Cette publicité est fort révélatrice d'une attitude malsaine et malheureusement très répandue à l'égard de l'alimentation : au lieu d'adopter des habitudes alimentaires plus saines, on cherche le médicament « miracle » qui nous permettra de continuer à mal manger tout en évitant les désagréments inévitablement associés à ce mode de vie. Pourtant, le véritable moyen de mettre un terme à ces malaises est bien de modifier en profondeur les habitudes alimentaires, non de miser sur des médicaments qui ne feront que soulager temporairement l'impact d'une nourriture trop grasse ou trop abondante…

La même logique s'applique à beaucoup de suppléments alimentaires dont les contenus sont censés procurer les vitamines essentielles pour compenser une mauvaise alimentation. Le problème de ces suppléments vitaminiques est qu'ils instaurent un faux sentiment de sécurité et de réconfort chez les consommateurs en suggérant que la prise de vitamines peut compenser de mauvaises habitudes alimentaires, même une carence en fruits et légumes. En ce qui concerne le cancer, ce raisonnement est pour le moins dangereux, car les nombreuses études réalisées depuis une vingtaine d'années n'arrivent pas à démontrer de façon convaincante un réel impact positif de ces suppléments sur l'incidence de cette maladie ; ils indiquent même une augmentation du risque de développer certains types de cancer par ingestion de fortes doses des vitamines A et E. À l'opposé, la consommation abondante de fruits et de légumes est un facteur bien établi de protection contre plusieurs types de cancer et, comme nous l'avons vu, cette protection passe par des mécanismes dans lesquels les vitamines ne jouent aucun rôle. Les fruits et les légumes sont donc les seuls à pouvoir apporter à la fois les vitamines et minéraux essentiels et les composés phytochimiques aptes à prévenir le développement du cancer.

Il faut donc être réaliste : aucun médicament ni comprimé multivitamines ne remplacera les bienfaits d'une alimentation riche en fruits et légumes, faible en gras saturés et riche en gras polyinsaturés oméga-3, dans laquelle les sucres complexes des fibres ou des céréales sont les sources principales de glucides et où les protéines ne proviennent pas seulement des viandes rouges mais également des poissons, volailles et légumineuses. Et, point très important, un tel régime procure en prime beaucoup plus de plaisir que quelques pilules insipides !

QUAND LA MAGIE OCCULTE LA RÉALITÉ

Il faut être critique envers ces produits qui valident nos mauvaises habitudes alimentaires et qui, en pratique, ne font que les encourager en instaurant en nous un faux sentiment de sécurité. Aborder la prévention de maladies aussi graves que le cancer en se fiant seulement à l'ingestion de quelques comprimés, sans modifier d'une quelconque façon notre mode de vie, relève beaucoup plus de la pensée magique que d'une véritable approche préventive.

Il semble donc que l'éternel combat qui, depuis Hippocrate, oppose science et magie n'est toujours pas terminé et que nous soyons encore aujourd'hui constamment à la recherche de l'élixir de longue vie qui a tant profité aux charlatans du Far West, de ces remèdes magiques à base de poudre de perlimpinpin ou d'autres ingrédients « naturels » prévenant et guérissant sans effort toutes les maladies.

Nous devons être lucides et cesser de cautionner avec enthousiasme des produits miracles qui ne font que tirer profit de notre passivité et de notre réticence à modifier nos habitudes de vie. Les bienfaits associés à ces comprimés « miracles », qu'ils soient fabriqués à partir de plantes exotiques, de ramures de cervidés ou d'autres « sources naturelles », ne sont pas sur notre santé mais sur la santé financière de leurs fabricants : aucun comprimé n'est capable à lui seul de prévenir une maladie aussi complexe et aussi dévastatrice que le cancer, ni de compenser les impacts désastreux d'une mauvaise alimentation, surtout si elle se caractérise par un faible apport en fruits et en légumes et une abondance de sucre, de gras néfastes et d'aliments transformés à l'excès.

Le même raisonnement s'applique aux principes décrits dans ce livre : il ne faut pas voir ces recommandations comme un régime ou un programme miraculeux garantissant à coup sûr d'être épargné par le cancer, mais plutôt comme la stratégie la plus susceptible de réduire les risques d'être touchés. Nous l'avons vu, le cancer est une maladie d'une incroyable complexité, capable d'utiliser à son avantage chaque lacune de notre organisme pour croître, et il est irréaliste de penser que l'on peut se prémunir complètement contre son apparition. Pour faire une analogie simple, le risque de développer un cancer peut être comparé à celui d'une personne au volant d'une voiture en mauvais état et dont la tenue de route est douteuse. Si le conducteur est ivre, roule à grande vitesse et discute avec passion des derniers résultats sportifs au téléphone mobile sans trop prêter attention à sa conduite, ses risques de perdre le contrôle du véhicule sont beaucoup plus grands que ceux d'une personne qui conduit la même voiture mais dans les règles, sans comportements dangereux. Même chose pour le cancer : si une personne fume, est obèse, mange beaucoup de mauvais gras (et donc peu d'oméga-3), peu de fruits et de légumes et est inactive physiquement, son risque d'être touchée par la maladie est forcément très élevé. À l'inverse, une personne active physiquement, qui ne fume pas, mange de cinq à dix portions de fruits et de légumes chaque jour (dont ceux qui contiennent de grandes quantités de composés anticancéreux!), a un apport élevé en oméga-3 et évite la surcharge calorique, risque évidement moins d'être affectée.

On ne peut complètement éliminer le risque d'être touché par le cancer, mais se prendre en main de façon à modifier en profondeur nos habitudes, notamment nos habitudes alimentaires, constitue sans aucun doute l'approche la plus susceptible de réduire l'impact de cette maladie sur nos vies.

VERS UNE ALIMENTATION POUR PRÉVENIR LE CANCER

Les habitudes alimentaires témoignent des conditions de vie et des idées dominantes d'une société. Les extravagances culinaires d'Apicius traduisent l'attrait irrésistible des Romains pour le faste et la luxure ; les nombreuses journées sans viande imposées par le clergé au Moyen Âge sont l'illustration des conditions difficiles de cette période, marquée par de nombreuses famines et maladies ; la place accordée par les Asiatiques à l'alimentation et au bien-être qu'elle procure témoigne de la grande importance que ces peuples attachent à vivre le plus longtemps possible.

Il n'en est pas autrement dans nos sociétés. La consommation excessive de nourriture, caractéristique de notre époque, s'inscrit dans un climat de surconsommation généralisée, définie par une abondance sans précédent de produits nouveaux et attrayants, de technologies révolutionnaires et d'une foule de marchandises irrésistibles. Sans porter de jugement sur les bienfaits ou méfaits de cette tendance, il faut néanmoins en tenir compte pour proposer des solutions réalistes susceptibles d'avoir un impact sur notre mode de vie et, par conséquent, sur le risque de développer des maladies aussi graves que le cancer. Car, qu'on soit pour ou contre, une société de consommateurs est forcément une société de travailleurs, de gens débordés et pressés qui n'ont souvent que peu de temps à consacrer à leur alimentation et la perçoivent souvent comme une activité secondaire, un besoin qu'il est tentant d'assouvir rapidement à l'aide de ces nouveaux produits surchargés d'énergie.

Il est cependant possible d'adapter notre façon de se nourrir à ce rythme de vie effréné sans tomber dans les excès que nous observons actuellement et qui ont des conséquences désastreuses sur la santé. Bien manger n'est pas nécessairement très compliqué ! Il s'agit seulement de réapprivoiser l'alimentation quotidienne, de reconsidérer sa place dans nos vies et de la percevoir non comme un acte uniquement destiné à satisfaire nos besoins vitaux, mais aussi comme une contribution majeure à notre bien-être général. En ce sens, voici quelques principes qui peuvent grandement influencer nos comportements alimentaires (Tableau 8).

SOYONS RÉALISTES **ET PRATIQUES**

➤ Réduire les portions

➤ Changer d'habitudes alimentaires,
au lieu de suivre des régimes inefficaces

➤ Il n'y a pas d'aliment miracle
ni de régime miracle

➤ Manger des légumes ne fait pas grossir

➤ Boire davantage d'eau

➤ Augmenter la consommation de fibres
qui « remplissent » sans calories superflues

Tableau 8

HARA HACHI BUN !

On sait tous que trop manger apporte bon nombre de calories superflues qui contribuent à un dépassement du poids idéal ; et il n'y a aucun doute que cette consommation exagérée de nourriture joue un rôle prépondérant dans l'épidémie d'obésité que l'on observe actuellement. L'excès de calories entraîne également une surchauffe de nos mécanismes d'absorption de l'énergie contenue dans les aliments, ce qui provoque un surplus de radicaux libres qui peuvent endommager l'ADN et ainsi accélérer le vieillissement. On sait d'ailleurs depuis longtemps que la restriction calorique chez les animaux de laboratoire augmente leur espérance de vie. On peut donc s'inspirer de l'expression japonaise *Hara hachi bun*, c'est-à-dire s'arrêter de manger lorsque l'estomac est plein à 80 %, ce qui laisse au cerveau le temps de détecter la satiété et nous permet de profiter des bienfaits de la nourriture sans faire d'excès. Il est beaucoup plus facile de modifier nos habitudes alimentaires en réduisant la quantité de nourriture ingérée que de perdre les kilos accumulés en trop à l'aide de l'un ou l'autre des innombrables régimes amaigrissants en vogue. Ces régimes ne procurent généralement aucun plaisir gastronomique, de sorte que l'enthousiasme des gens face aux quelques kilos perdus au départ est vite refroidi par le côté monotone et ennuyeux de leur alimentation quotidienne, ce qui mène invariablement à l'abandon du régime… et au retour à la case départ ! Il ne sert à rien d'anticiper la venue d'un régime miracle : modifier en profondeur les habitudes alimentaires de façon à réduire la consommation de calories au profit d'un apport accru en végétaux est le seul moyen efficace de contrôler son poids.

ON S'APPELLE ET ON DÉJEUNE ?

La table a de tout temps été un lieu propice aux échanges et un facteur important de rapprochement entre les personnes, fonction qui prend encore plus d'importance à une époque où le rythme de vie est pour le moins trépidant. Utiliser le temps des repas pour socialiser, échanger, renforcer des liens familiaux ou amicaux ne peut qu'augmenter le plaisir associé à la nourriture ; même lorsqu'on est seul, les repas peuvent constituer des moments privilégiés d'introspection et de contact avec soi.

ENCORE UN PEU DE SALADE, MON CHOU ?

Il va de soi, et c'est là le principal propos de ce livre, qu'une amélioration de l'alimentation passe d'abord par une modification en profondeur de la nature même de nos aliments quotidiens. En ce sens, le changement primordial consiste sans aucun doute à faire une plus grande place aux végétaux, aliments exceptionnels aux nombreux effets positifs sur la santé. Tous les produits d'origine végétale jouent un rôle essentiel dans la prévention du cancer et sont, sans contredit, une des meilleures armes à notre disposition pour combattre cette maladie, en particulier les cancers du système digestif. Certains végétaux peuvent même receler des surprises ! Par exemple, la pomme de terre, essentiellement composée d'amidon, est souvent considérée comme un légume au faible potentiel de prévention du cancer. Pourtant, lorsque nous avons examiné la capacité de ce légume à interférer avec la croissance de cellules provenant d'un cancer de l'estomac, nous avons remarqué que, si la chair de ce légume n'a effectivement aucun effet anticancéreux, sa pelure en revanche possède un fort potentiel d'inhibition de la croissance de ces cellules (Figure 15). Ce résultat surprenant illustre à quel point la présence de molécules anticancéreuses est une caractéristique intrinsèque des aliments d'origine végétale et souligne l'importance d'inclure le maximum de ces aliments dans notre alimentation pour contrer le développement du cancer.

Les végétaux sont des aliments d'autant plus essentiels qu'ils constituent une importante source de fibres, lesquelles augmentent le contenu de l'estomac et procurent une impression de satiété qui permet de réduire l'apport calorique. Vous pouvez essayer : il est impossible de grossir en mangeant des légumes !

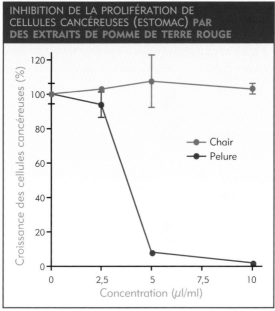

INHIBITION DE LA PROLIFÉRATION DE CELLULES CANCÉREUSES (ESTOMAC) **PAR DES EXTRAITS DE POMME DE TERRE ROUGE**

Figure 15

MOHAND, TON COUSCOUS EST FANTASTIQUE !

La recherche d'effets salutaires ne doit pas se faire au détriment du plaisir gastronomique ; au contraire, elle doit participer de la même vision préventive. Il s'agit d'un concept important car il faut éprouver un réel plaisir à manger sainement pour bien s'alimenter chaque jour. Au fil des années, nous avons établi une relation souvent ambiguë avec notre nourriture, dans laquelle le bien-être associé à l'alimentation est souvent synonyme d'excès de table ou encore de plaisirs « coupables », où l'on « triche » en mangeant des aliments « interdits », riches en gras ou en sucre. À l'inverse, faire attention à son alimentation

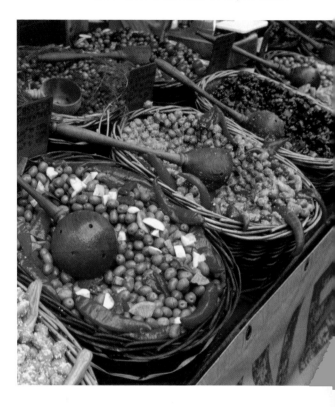

(manger « santé ») est perçu comme quelque chose
d'ennuyeux, une forme de privation faite de repas
« tristes », sans goût, dont on ne retire aucun plaisir…
Cette perception est fausse, car manger sainement
ne veut pas dire écarter toute forme de plaisir associé
à la nourriture ; au contraire, comme vous pourrez
le constater dans les recettes qui suivent, les plats
très riches en composés anticancéreux constituent
de véritables délices ! Il est donc urgent de rompre
avec cette attitude négative face à une alimentation

saine et de cesser de la voir comme un comportement marginal, ascétique et contraignant.

Il faut plutôt la percevoir comme un acte épicurien, c'est-à-dire une source importante de satisfaction, où le plaisir ne peut se faire aux dépens de son impact à plus long terme sur la santé. Pour y arriver, il faut d'abord considérer ce que nous mangeons comme l'aspect le plus important de notre quotidien, l'acte qui a le plus d'influence sur notre environnement intérieur et doit par le fait même être finement contrôlé. À l'heure actuelle, des actes bien secondaires en termes d'impact sur la santé, tel l'achat d'une nouvelle voiture ou de nouveaux vêtements, sont souvent l'aboutissement d'une longue réflexion, où les avantages et les inconvénients sont soigneusement soupesés de façon à profiter au maximum des bénéfices associés à la possession de ces marchandises. À la lumière de ce que nous savons maintenant des conséquences d'une mauvaise alimentation sur le développement de maladies aussi graves que le cancer, il va de soi qu'il faut absolument modifier ces priorités de façon à remettre la nature de ce que nous mangeons quotidiennement à l'avant-plan de nos préoccupations.

Pour nous aider à modifier nos habitudes alimentaires, nous avons la chance et le privilège d'avoir accès à des millénaires de culture culinaire provenant de différentes régions du monde, en particulier la cuisine des pays où l'on recense les plus faibles taux de cancer. Il ne faut donc pas s'étonner si un grand nombre des recettes incluses dans ce livre tirent leur origine des tables de Chine, du Japon, d'Inde, des bords de la Méditerranée ou du Moyen-Orient, car ce sont justement dans ces pays que l'on observe les plus faibles taux de plusieurs types de cancer (voir illustration p. 90-91). Il faut donc apprendre à mieux connaître les ingrédients uniques aux cuisines de ces régions, qui contiennent de nombreuses molécules anticancéreuses participant activement à prévenir le développement du cancer. Nous vous proposons dans les chapitres suivants de découvrir la place importante qu'occupent les algues marines dans la cuisine japonaise, d'apprécier la diversité et la complexité du monde des champignons, d'explorer les multiples effets bénéfiques des épices et aromates ainsi que d'apprécier les vertus associées aux graines de lin et aux laits fermentés riches en bactéries probiotiques. Ces aliments, combinés à ceux dont nous avons discuté dans notre ouvrage précédent, constituent des apports importants à toute stratégie de prévention du cancer par l'alimentation non seulement pour leur impact bénéfique sur la santé, mais également pour leurs propriétés gastronomiques incomparables.

C'est donc avec beaucoup d'enthousiasme que nous profitons de notre collaboration avec la fantastique équipe de chefs d'expérience pour vous proposer un large éventail de recettes faciles et économiques qui vous familiariseront avec le plaisir que procure une alimentation saine et diversifiée. Nous sommes convaincus que vous serez surpris de constater à quel point prévenir le cancer en prêtant une attention particulière à la nature des aliments permet de combiner simplicité, rapidité et goût exquis avec le mieux-être.

Bon appétit !

Les habitants des pays du bassin méditerranéen, de l'Inde, du Japon ainsi que de la Chine et du Sud-Est asiatique sont beaucoup moins touchés par certains cancers que le reste du monde. Ces régions possèdent des traditions culinaires très distinctes mais ont en commun de faire une grande place aux aliments d'origine végétale, que ce soit les fruits et les légumes, les épices et les aromates, diverses légumineuses

Bassin méditerranéen
(Europe)

Tomate, vin rouge, ail, oignon, aromates (persil, thym, origan), légumineuses, crucifères, poissons gras, laits fermentés

LES ASSIETTES FAVORITES DES PAYS
POSSÉDANT LES PLUS FAIBLES TAUX DE CANCER

Bassin méditerranéen
(Afrique et Moyen-Orient)

Aromates (menthe, cumin, coriandre), légumineuses, agrumes, ail, oignon, tomate, crucifères, laits fermentés ainsi que des breuvages tels que le vin rouge et le thé vert. Nombre d'études scientifiques montrent que la consommation régulière de ces aliments joue un rôle majeur dans la plus faible incidence de cancer affectant les habitants de ces régions. Il n'y a donc aucun doute que l'ajout dans le régime alimentaire des aliments privilégiés par ces cultures est une facette incontournable d'une stratégie de prévention du cancer.

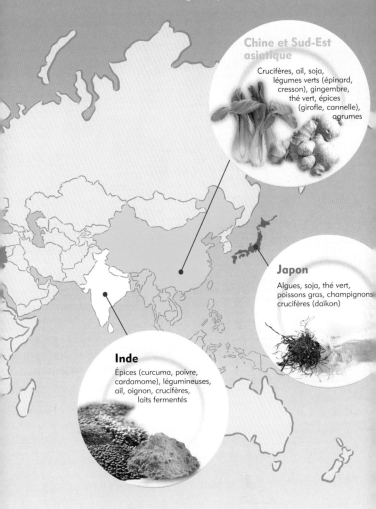

Chine et Sud-Est asiatique

Crucifères, ail, soja, légumes verts (épinard, cresson), gingembre, thé vert, épices (girofle, cannelle), agrumes

Japon

Algues, soja, thé vert, poissons gras, champignons crucifères (daïkon)

Inde

Épices (curcuma, poivre, cardamome), légumineuses, ail, oignon, crucifères, laits fermentés

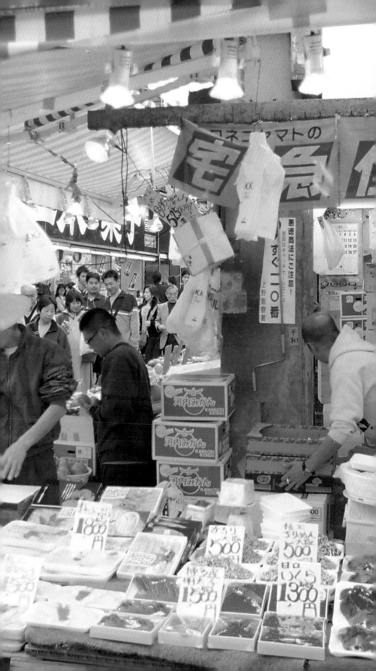

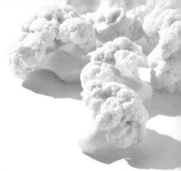

DEUXIÈME *partie*

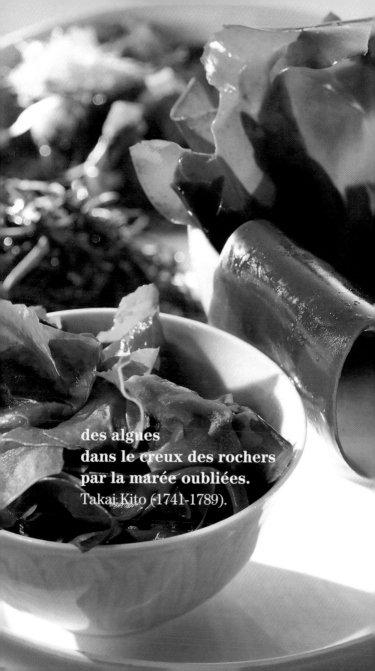

des algues
dans le creux des rochers
par la marée oubliées.
Takaï Kito (1741-1789).

CHAPITRE 5

Les algues marines, pour faire succomber le cancer au chant des sirènes

Les peuples vivant à proximité de la mer entretiennent depuis longtemps une relation privilégiée avec l'immensité de ces étendues aquatiques, y voyant bien sûr l'unique moyen de satisfaire leur soif d'exploration des horizons lointains, mais surtout une source quasi inépuisable de nourriture essentielle à leur survie. Les connaissances accumulées pendant ces millénaires de symbiose des humains avec la mer ont permis d'identifier une multitude de poissons, crustacés et coquillages délicieux qui ont toujours occupé une place de choix dans les mœurs alimentaires ; en fait, ces « fruits de la mer » sont encore aujourd'hui considérés comme des aliments d'exception, un luxe souvent réservé à l'élaboration des festins les plus raffinés.

Les trésors que recèle la mer sont cependant loin d'être tous aussi bien connus. En effet, des sources alimentaires présentes en abondance dans les mers et intégrées à l'alimentation quotidienne de certaines civilisations ont aujourd'hui presque sombré dans l'oubli pour la plupart des sociétés industrialisées. C'est notamment le cas des algues marines.

LES PRINCIPALES ALGUES ALIMENTAIRES

Il existe près de 10 000 variétés d'algues marines, vertes (*Chlorophyceae*), rouges (*Rhodophyceae*) ou brunes (*Phaeophyceae*) selon leur composition en pigments qui absorbent la lumière. Particulièrement abondantes sur les littoraux du Japon, principal consommateur à l'échelle mondiale, la plupart des algues sont aujourd'hui connues sous leur nom japonais.

NORI (*Porphyra spp.*, surtout *Porphyra yezoensis*)

«Algues» en japonais, les nori sont rouges ou pourpres à l'état sauvage et deviennent noirâtres en séchant. Les nori sont d'ailleurs le plus souvent vendues sous forme de minces feuilles séchées qui, depuis le XVIIIe siècle, servent à la confection de certains types de sushi, les maki et temaki sushi. Récoltée depuis des siècles à l'état sauvage dans la mer d'Ariake, sur l'île de Kyushu, ce n'est qu'en 1947 qu'un professeur britannique, Kathleen Mary Drew, élucida le cycle de reproduction de la nori, ce qui permit de la cultiver à grande échelle et d'augmenter considérablement sa production (qui atteint aujourd'hui 350 000 tonnes par année pour une valeur de 1 milliard de dollars américains). À l'heure actuelle, 10 milliards de feuilles de nori séchées sont consommées chaque année, ce qui en fait de loin l'algue la plus populaire au monde! La nori contient une grande quantité de protéines (35 % de son poids sec), plusieurs vitamines, dont la B12, une foule de minéraux, et c'est l'une des rares espèces végétales à contenir des acides gras oméga-3 à longue chaîne (EPA), qui sont essentiels au bon fonctionnement du cerveau, réduisent l'inflammation et diminuent le risque de maladies cardiaques et de cancer.

KOMBU (*Laminaria japonica*)

Probablement consommé au Japon il y a 10 000 ans au cours de la période Jomon (14 000-300 av. J.-C.), le kombu est une algue brune indispensable à la cuisine japonaise, dans laquelle, depuis le VIIe siècle, elle sert d'ingrédient principal au bouillon de base, le dashi. Algue qui pousse en profondeur dans les eaux froides (la meilleure qualité vient du large de l'île d'Hokkaido, au nord du Japon), le kombu constitue une source particulièrement riche d'iode ainsi que d'acide glutamique, d'où son appellation de «glutamate monosodique naturel». De saveur sucrée et iodée, le kombu est réputé pour augmenter la digestibilité et abréger le temps de cuisson de certains aliments, notamment les légumineuses. Le kombu a longtemps été un aliment de luxe réservé à l'empereur et, considéré comme gage de bonheur, il faisait même partie des cadeaux offerts à la cour de Chine. Ce n'est qu'avec la colonisation et le développement de l'île d'Hokkaido durant la période Edo (1603-1868) que cette algue devint accessible à tous et acquit véritablement son statut d'ingrédient culinaire incontournable. Au Japon, la consommation moyenne de kombu est d'environ 0,5 g par personne par jour, et atteint même 1 g par jour à Okinawa, où cette algue est particulièrement appréciée lorsqu'elle est apprêtée avec du porc, comme dans le *kubuirichi*. Pour les habitants d'Okinawa, réputés pour leur longévité exceptionnelle, le kombu est un élément important du *ishokudogen*, expression qui signifie que tout aliment est une forme de médecine.

WAKAMÉ *(Undaris pinnatifida)*

Très tendre et d'une belle couleur vert foncé, le wakamé est l'algue la plus souvent ajoutée à la soupe miso (prononcer «misso»), grand classique de la cuisine japonaise. Cette

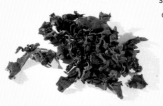

algue a un goût de mer prononcé qui peut rappeler celui de l'huître. Outre son contenu exceptionnel en calcium (treize fois plus que le lait), le wakamé contient, tout comme le kombu, des quantités appréciables de fucoxanthine et de fucoidane, deux puissants inhibiteurs de la croissance des cellules cancéreuses. Le wakamé et sa forme immature, le mékabu, sont particulièrement actifs contre les cellules dérivées de tumeurs du sein.

ARAMÉ *(Eisenia bicyclis)*

Algue douce, presque sucrée, l'aramé est idéale pour s'initier aux plaisirs gastronomiques que procurent ces végétaux. L'aramé est traditionnellement récoltée dans la région d'Ise où, depuis des millénaires, elle sert d'offrande aux sanctuaires Shinto de l'endroit, les plus vénérés du Japon. L'aramé ressemble beaucoup à l'hijiki (*Hizikia fusiforme*), une algue dont la consommation serait responsable, selon la légende, des cheveux noirs épais et lustrés des Japonais. En revanche, contrairement à l'hijiki, qui peut contenir des traces d'arsenic et doit donc être consommée avec modération, l'aramé peut être consommée abondamment, que ce soit en salade, en soupe ou encore en accompagnement à une très grande variété de mets, où sa couleur noire intense ajoute une touche contrastée qui rehausse l'apparence des plats.

DULSE *(Palmaria palmata)*

Bien qu'il existe d'autres algues alimentaires qui ne sont pas d'origine japonaise, la dulse (rhodyménie palmée, de son vrai nom) est sans doute une des plus connues dans le monde. Cette algue de couleur rougeâtre est consommée depuis des milliers d'années en Irlande, en Écosse, au pays de Galles et surtout en Islande, où sa récolte était déjà strictement réglementée au Xe siècle. Au Canada, la dulse se trouve en quantité importante autour de l'île Grand Manan, dans la baie de Fundy, au Nouveau-Brunswick. D'une texture douce et d'un goût qui peut rappeler la noisette, la dulse est très riche en protéines, en fer ainsi qu'en diverses vitamines. Héritage légué par la culture britannique, la dulse est encore couramment consommée dans plusieurs régions côtières anglaises et américaines où, simplement séchée, elle sert d'accompagnement à une bière… une tradition vieille d'au moins 800 ans!

LES ALGUES : DES LÉGUMES MARINS

Apparues sur Terre il y a environ 1,5 milliard d'années, les algues sont les ancêtres de nos plantes terrestres actuelles. L'algue est la première espèce vivante capable de convertir l'énergie du soleil en substances nécessaires au fonctionnement de la cellule par le processus de photosynthèse; une innovation dont elles ont su largement profiter, car il existe aujourd'hui pas moins de 10 000 espèces d'algues répandues sur les littoraux des mers du globe! Sans compter que la photosynthèse a permis d'augmenter considérablement la quantité d'oxygène sur la planète et a donc joué un rôle de premier plan dans l'apparition de la vie…

En plus de leur rôle essentiel dans l'écologie planétaire, les algues sont le prototype de l'aliment idéal pour la santé. Elles sont très riches en minéraux essentiels, notamment en iode, en potassium, en fer et en calcium (certaines algues contiennent jusqu'à dix fois plus de calcium que le lait de vache et cinq fois plus de fer que les épinards!), et riches en protéines, en acides aminés essentiels (tous), en vitamines et en fibres. De plus, elles sont pauvres en matières grasses, et celles-ci sont en grande partie des acides gras essentiels oméga-3 et oméga-6, présents dans un ratio idéal de 1/1. Certaines algues rouges, comme la nori, ont même la caractéristique de contenir des acides gras oméga-3 à longue chaîne, extrêmement bénéfiques pour contrer le développement de plusieurs maladies (seuls certains poissons gras en contiennent). Les algues, ces véritables «légumes de mer», constituent une classe à part du point de vue nutritionnel et méritent une place de choix dans les habitudes alimentaires.

Cette richesse exceptionnelle est connue des Asiatiques depuis des millénaires. Les Chinois, par exemple, utilisaient déjà les algues à des fins alimentaires et médicinales il y a 5 000 ans, et certains ouvrages chinois datant de près de 2 000 ans av. J.-C. mentionnent que certaines algues sont « une délicatesse réservée aux invités les plus distingués et au roi lui-même ». C'est au Japon que les algues ont trouvé leur « mer de prédilection », la géographie de ces îles ainsi que la rareté de terres arables ayant de tout temps poussé les Japonais à chercher dans la mer une multitude d'aliments, d'origine tant animale que végétale. Aujourd'hui encore, le Japon demeure pratiquement le seul pays où les algues occupent une place d'honneur dans l'alimentation (voir p. 96). La consommation d'algues y représente jusqu'à 10 % du régime alimentaire quotidien, quantité équivalente à l'ingestion de près de 2 kg d'algues par personne par année !

Cette utilisation systématique des algues est tout à fait à l'opposé de celle qui a cours en Occident, où, à l'exception peut-être des Écossais et des Irlandais, les Occidentaux ont depuis toujours boudé ces végétaux (les Grecs anciens les réservaient au bétail ou les utilisaient comme engrais). Actuellement, les algues ne sont pas employées à des fins alimentaires dans nos pays, sauf comme sources d'agar, de carraghénanes et d'alginates, des polymères complexes aux propriétés gélifiantes et épaississantes qui servent à la fabrication d'une multitude de produits laitiers (crème glacée, yogourt), de pâtisseries, de plats préparés, de nourriture pour animaux et même de dentifrice, d'antiacides et… de rouge à lèvres !

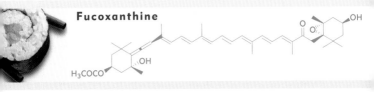

Fucoxanthine

Si ces différences illustrent à quel point « il est bien vray ce que l'on dit que la moytié du monde ne sçait comment l'aultre vit », comme l'écrivait Rabelais il y a cinq siècles, il reste que l'abondante consommation d'algues par les Japonais n'est pas qu'une simple différence culturelle entre l'Orient et l'Occident. En effet, plusieurs observations faites au cours des dernières années indiquent que les algues contiennent des quantités importantes de composés anticancéreux et que leur consommation pourrait en partie expliquer les écarts importants dans les taux de certains cancers entre le Japon et les pays occidentaux, notamment ceux du sein et de la prostate.

LES PROPRIÉTÉS ANTICANCÉREUSES DES ALGUES

Les écarts gigantesques des taux de plusieurs cancers qui existent entre les habitants des pays asiatiques et occidentaux sont en grande partie liés à d'importantes différences dans la nature des régimes alimentaires de ces pays.

Par exemple, la consommation élevée de produits à base de soja par les Asiatiques est souvent soupçonnée d'être responsable de la faible incidence de cancers hormono-dépendants (sein, endomètre, ovaires et prostate) en Orient, cette protection étant liée au contenu exceptionnellement élevé de ces aliments en phytœstrogènes, molécules qui contrecarrent les effets néfastes causés par des taux trop élevés d'hormones sexuelles dans le sang. En effet, plusieurs études ont montré que les Japonaises ont des cycles menstruels plus longs ainsi que des taux d'estrogènes dans le sang plus faibles que les Occidentales, deux facteurs qui réduisent l'exposition des tissus ciblés par ces hormones (sein, endomètre et ovaires) et, par conséquent, le risque de développer un cancer. Les études récentes indiquent cependant qu'en plus du soja, les algues marines pourraient avoir le même impact. Ainsi, la consommation d'algues brunes par des animaux de laboratoire provoque une augmentation de 37 % de la durée du cycle menstruel ainsi qu'une baisse significative du taux sanguin d'estrogènes. Ces résultats sont certainement représentatifs de l'effet de ces algues chez les humains, car une étude réalisée sur des femmes préménopausées a donné des résultats similaires, c'est-à-dire une hausse significative de la durée du cycle menstruel et une baisse d'estrogènes sanguins. Les algues semblent donc être des aliments extrêmement importants dans la prévention des cancers hormono-dépendants et leur action antiestrogénique contribue certainement à la faible incidence de ces cancers chez les peuples qui sont de grands consommateurs d'algues, notamment les Japonaises.

Le *Codex Ebers*, un traité médical égyptien datant d'environ 3 500 ans, mentionne déjà l'utilisation des algues pour le traitement de femmes atteintes du cancer du sein. Cette intuition n'est pas loin de la réalité car, selon des recherches récentes, les algues peuvent interférer non seulement avec les taux d'estrogènes, mais aussi avec le développement du cancer en agissant directement sur les cellules cancéreuses. En effet, l'ajout d'extraits d'algues au régime alimentaire d'animaux de laboratoire réduit significativement le développement de cancers provoqués par des substances cancérigènes, tels ceux du sein, du côlon et de la peau. Même si les mécanismes responsables de ces propriétés anticancéreuses sont encore mal compris, il ne fait cependant aucun doute qu'ils sont en grande partie liés au contenu élevé des algues en fucoxanthine et en fucoidane (du grec *phukos*, algue), deux composés qui interfèrent avec plusieurs processus essentiels à la croissance des cellules cancéreuses.

La fucoidane, un polymère complexe de sucre abondant dans certaines algues, en particulier le kombu et le wakamé, empêche la croissance d'une grande variété de cellules cancéreuses cultivées en laboratoire et provoque même la mort de ces cellules par le processus d'apoptose. En plus de cette activité cytotoxique, il semble que la fucoidane puisse également avoir un impact positif sur la fonction immunitaire en augmentant l'activité de cellules impliquées dans la défense contre les agents pathogènes, ce qui peut contribuer à créer un environnement plus hostile aux microtumeurs et restreindre leur développement.

La fucoxanthine, quant à elle, est un pigment jaune qui, selon sa concentration, donne aux végétaux une couleur allant du vert olive au brun-marron. Proche parent d'autres pigments de la famille des caroténoïdes (β-carotène, lycopène, etc.), la fucoxanthine est très abondante dans la nature, mais essentiellement dans

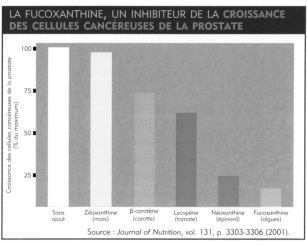

LA FUCOXANTHINE, UN INHIBITEUR DE LA **CROISSANCE DES CELLULES CANCÉREUSES DE LA PROSTATE**

Source : *Journal of Nutrition*, vol. 131, p. 3303-3306 (2001).

Figure 16

les végétaux marins, où elle participe à la photosynthèse par sa capacité unique à absorber la lumière du soleil en eaux profondes. De tous les caroténoïdes alimentaires testés jusqu'à présent, la fucoxanthine est un de ceux qui possèdent la plus importante activité anticancéreuse, tant chez les animaux de laboratoire que sur les cellules isolées de tumeurs humaines. Par exemple, comme le montre la figure 16, l'ajout de fucoxanthine à des cellules provenant d'un cancer de la prostate provoque une baisse importante de la croissance de ces cellules ; cet effet inhibiteur est même beaucoup plus important que celui du lycopène, un caroténoïde que l'on trouve principalement dans la tomate et que l'on propose depuis longtemps pour jouer un rôle préventif dans le développement du cancer de la prostate. Seule la néoxanthine (caroténoïde présent dans les légumes verts, tels les épinards) possède une puissance d'action semblable à la fucoxanthine, l'effet inhibiteur de ces deux molécules étant lié à leur capacité à provoquer la mort des cellules prostatiques cancéreuses par apoptose. Puisque les algues sont la seule source alimentaire de fucoxanthine, elles devraient faire partie de toute stratégie de prévention du cancer par l'alimentation, notamment ceux du sein et de la prostate.

En conclusion, les algues marines doivent être considérées non comme de simples curiosités culinaires mais comme de véritables aliments préventifs contre le cancer, capables de contrecarrer la progression des microtumeurs latentes autant en agissant directement sur leur croissance qu'en influençant positivement le système immunitaire et les processus inflammatoires.

En résumé

• Pour profiter des bienfaits des algues, utilisez des algues séchées que vous pourrez réhydrater et ajouter à vos soupes ou à vos repas. Les suppléments alimentaires d'extraits d'algues marines contiennent de grandes quantités d'iode ainsi que plusieurs métaux lourds et sont à déconseiller.

• Le goût des algues se mariant admirablement bien à celui du poisson, pourquoi ne pas en faire un plat d'accompagnement régulier ?

• Certains supermarchés offrent des salades d'algues prêtes à être dégustées. Explorez ! Découvrez ! Savourez !

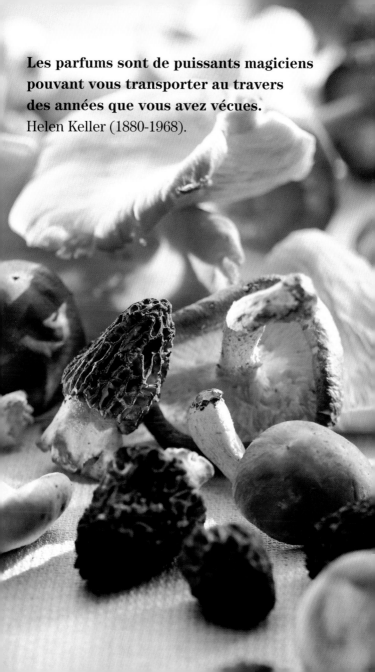

Les parfums sont de puissants magiciens
pouvant vous transporter au travers
des années que vous avez vécues.
Helen Keller (1880-1968).

CHAPITRE 6

La magie
des champignons

Apprendre à connaître les champignons, c'est entrer dans un monde étrange, parsemé de mystères et de légendes ; un univers unique, tant par sa diversité que par son immense complexité, où les plaisirs gastronomiques les plus recherchés côtoient la magie et les poisons mortels. Véritables reflets de l'âme humaine, les champignons sont des aliments hors du commun, capables du meilleur, en atteignant des sommets de subtilité et de finesse, et du pire, en causant des torts sérieux, voire irréparables, à la santé. Mais au-delà de leur caractère mythique et magique, les champignons sont avant tout des aliments indissociables de l'histoire de l'alimentation humaine, tant pour leur goût exceptionnel que pour leur impact positif sur la santé.

DES VÉGÉTAUX QUI NE FONT RIEN
COMME LES AUTRES !

Les champignons sont des végétaux très particuliers du point de vue biologique. En effet, ce ne sont pas des plantes, car ils n'ont ni feuilles ni racines et sont dépourvus de chlorophylle, ce qui les rend incapables d'utiliser la lumière du soleil pour fabriquer la nourriture essentielle à leur survie. Les champignons en

LES PRINCIPAUX CHAMPIGNONS

CHAMPIGNON DE PARIS *(Agaricus bisporus)*

Champignon de Paris pour les francophones, *button mushroom* pour les Anglais, ce champignon, plutôt rare à l'état sauvage, est le plus cultivé au monde. Inaugurée par le jardinier de Louis XIV, Jean-Baptiste de La Quintinie (1624-1691), la culture de ce champignon a véritablement pris son envol sous le règne de Napoléon Ier en 1810, grâce aux efforts de l'agronome Chambry qui découvrit (par le plus grand des hasards) que les carrières abandonnées autour de Paris constituaient un emplacement idéal à cause de leur température (10-15 °C) et de leur humidité constantes. Même si on l'appelle depuis lors champignon «de Paris», on le cultive actuellement surtout aux États-Unis (particulièrement en Pennsylvanie), en Chine, aux Pays-Bas et dans la région d'Anjou, en France. De saveur peu prononcée, il est surtout populaire en Occident, où sa consommation peut atteindre 1 kg par personne et par an. Une variante du champignon de Paris, le cremini ou «café», de couleur brun foncé et de texture plus ferme, est également disponible sur le marché et particulièrement apprécié dans sa forme mature, le fameux Portobello. Même si le champignon de Paris est moins réputé pour ses propriétés médicinales que ses cousins asiatiques, il contient des protéines semblables à celles de certaines légumineuses (lectines) qui, en laboratoire, empêchent la croissance de certaines cellules cancéreuses.

SHIITAKE *(Lentinus edodes)*

Aussi commun en Asie que le champignon de Paris en Occident, le shiitake est un champignon *(take*, en japonais) qui pousse à l'état sauvage sur le shii *(Castanopsis cuspidata)*, un arbre à feuilles persistantes apparenté au hêtre et au chêne, indigène dans le Sud-Est asiatique. Depuis plusieurs millénaires, les peuples de cette région l'utilisent à des fins alimentaires et médicinales. La culture du shiitake a probablement débuté en Chine, dans la région de Qingyuan, il y a 2 000 ans et s'est perfectionnée par la suite, surtout au Japon. Aujourd'hui, le shiitake est, après le champignon de Paris, la deuxième espèce de champignon la plus cultivée au monde. Sur un total de 800 000 tonnes, les Asiatiques en cultivent et en consomment 790 000 tonnes ! Le shiitake est qualifié en Asie d'« élixir de vie » et sa réputation auprès de ceux qui recherchent longévité, vigueur sexuelle et endurance physique n'a cessé de croître jusqu'à nos jours. Même si le shiitake a commencé à être cultivé en Amérique et en Europe (surtout en Hollande et en Bretagne), où l'on peut maintenant le trouver frais en épicerie, le gros de la production provient toujours d'Asie. Ce champignon est donc le plus souvent vendu sous forme séchée. Ce qui ne nuit pas à son goût unique car, même en Asie, de nombreux connaisseurs apprécient davantage la forme séchée à cause de sa saveur plus prononcée. La popularité du shiitake est non seulement liée à ses qualités gastronomiques, mais aussi à ses vertus médicinales. Il est particulièrement riche en lentinane, un sucre complexe qui possède une forte activité anticancéreuse.

PLEUROTE *(Pleurotus ostreatus)*

Très communs en Europe et en Amérique du Nord, les pleurotes (du grec *pleura*, qui signifie « côté », et *otos*, « oreille ») poussent en groupes compacts évoquant un étalage d'huîtres. Par sa chair ferme et sa saveur douce qui rappelle l'arôme des champignons sauvages, le pleurote accompagne magnifiquement les viandes et les volailles. Le pleurote commun ainsi que son cousin du sud de la France, le pleurote du panicaut *(Pleurotus eryngii)*, aussi appelé *King oyster*, sont parmi les champignons qui possèdent la plus forte activité anticancéreuse sur des cellules isolées de tumeurs (voir Figure 17).

ENOKITAKE *(Flammulina velutipes)*

Ce champignon «petite flamme», ou collybie à pied velouté, pousse souvent à l'état sauvage au Japon sur des souches de l'enoki (*Celtis sinensis*), arbre apparenté à l'orme, d'où il tire son nom. L'enokitake cultivé, formé de plusieurs tiges minces, blanches et rassemblées en bouquet, n'a cependant aucune ressemblance avec la forme sauvage du champignon en raison des conditions particulières de sa culture, en bocaux étroits et dans l'obscurité. L'enokitake est un champignon de belle apparence, au goût délicat. On le consomme souvent cru, en salade, ou on l'ajoute à la dernière minute aux soupes et aux plats sautés. Du point de vue médicinal, l'enokitake, comme la plupart des champignons, contient des polymères de sucres complexes qui stimulent la fonction immunitaire.

MAITAKE *(Grifola frondosa)*

Originaire du nord-est du Japon, ce petit champignon brun à lamelles pousse en grappes qui peuvent atteindre des dimensions impressionnantes. Maitake signifie «champignon dansant», en raison peut-être de ses innombrables petites feuilles superposées qui font penser à des papillons en vol, ou encore, selon la légende, à la joie des paysans qui le découvraient dans le Japon ancien et pouvaient l'échanger contre son poids en argent, étant donné son goût unique, très recherché des gourmets. Ce n'est que récemment, au cours des années 1980, que la culture de ce champignon s'est développée, permettant à un plus grand nombre de gens de pouvoir profiter de ses propriétés ; en effet, le maitake est depuis longtemps utilisé dans les médecines chinoise et japonaise, qui le considèrent comme un ingrédient essentiel à la bonne santé et à la longévité. D'ailleurs, les études réalisées au cours des dernières années indiquent que le maitake est, de tous les champignons, celui qui possède la plus forte activité de stimulation du système immunitaire.

sont donc réduits à puiser des éléments nutritifs dans leur environnement, grâce à leur réseau souterrain de minces filaments, le mycélium. Ce qu'on appelle champignon n'est en fait que l'infime partie visible de ce vaste réseau de filaments (1 cm^3 de sol fertile peut contenir jusqu'à 100 m de mycélium !) et qui sert uniquement à sa reproduction. Cet « organe de repro-duction », nommé carpophore (du grec *karpos*, « fruit », et *phora*, « porter »), contient le matériel génétique du champignon sous forme de spores destinées à être éparpillées grâce au vent. Lorsque les conditions sont favorables, ce carpophore peut littéralement « pousser comme un champignon », à une vitesse prodigieuse : certaines espèces peuvent passer de la taille d'une tête d'épingle à la maturité en quelques heures !

Les champignons constituent donc un règne vivant distinct, extrêmement varié avec ses 100 000 espèces, dont au moins 2 000 sont comestibles et 500 recon-nues pour avoir, à divers degrés, une influence sur les fonctions du corps humain. Sans compter les nombreux champignons microscopiques, comme les levures et les moisissures, qui sont depuis longtemps utilisés et appréciés pour leur rôle essentiel dans la fabrication du pain, du vin, des fromages ou encore de la sauce soja, entre autres. Les champignons recèlent donc bien des secrets…

L'ensemble des connaissances acquises sur les propriétés nutritives, toxiques ou hallucinogènes des champignons (voir p. 116-117) sont le résultat des mul-tiples essais et erreurs faits par les humains, pour qui l'abondance de ces végétaux dans leur environne-ment immédiat devait constituer un apport nutritif

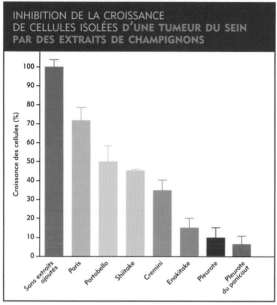

Figure 17

non négligeable. De fait, les champignons ont toujours occupé une place privilégiée dans la plupart des grandes traditions culinaires, atteignant même souvent un statut d'aliment « supérieur », symbole de luxe et de goût. Par exemple, les pharaons de l'ancienne Égypte réservaient les champignons à leur usage personnel et, dans la Grèce antique et à Rome, les puissants appréciaient particulièrement les truffes et l'oronge (amanite des Césars). Heureusement, la consommation de ces champignons délicieux n'est plus l'apanage des rois, et la domestication de plusieurs espèces a considérablement contribué à les rendre accessibles tout au long de l'année (voir p. 108-110).

Mais au-delà de leurs propriétés culinaires, les champignons ont de tout temps représenté une composante importante des médecines traditionnelles asiatiques, russes et africaines, comme chez les Yoruba du Nigeria. Les données scientifiques accumulées au cours des dernières années tendent à démontrer que ces végétaux sont effectivement dotés de propriétés bénéfiques, notamment en ce qui a trait à la prévention du cancer.

LES PROPRIÉTÉS ANTICANCÉREUSES DES CHAMPIGNONS

Un certain nombre d'études épidémiologiques ont examiné la relation existant entre la consommation de champignons et la réduction du risque de développer un cancer : les résultats obtenus sont encourageants. Par exemple, une recherche menée au Japon a permis de mettre en évidence que les fermiers dont l'occupation principale était de cultiver l'enokitake (et qui en consommaient sur une base régulière) avaient une mortalité liée au cancer beaucoup plus faible que la population en général. Dans la même veine, une autre étude réalisée à Chiba, au Japon, a montré que la consommation régulière de *Hypsizygus marmoreus* (buna-shimeji) et de *Pholiota nameko* (nameko), deux champignons populaires dans ce pays, était associée à une diminution d'environ 50 % du risque de cancer de l'estomac, ces effets préventifs étant également observés chez des animaux de laboratoire traités avec une puissante substance cancérigène, le méthylcholanthène. En accord avec ces observations, nous avons récemment

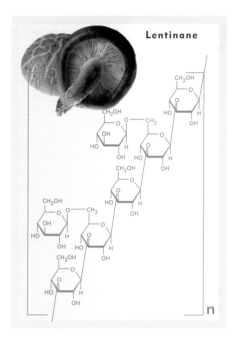

observé que l'ajout d'extraits de champignons à des cellules cancéreuses isolées d'une tumeur mammaire bloquait la croissance de ces cellules, cet effet inhibiteur étant particulièrement marqué pour l'enokitake et le pleurote (Figure 17).

Un certain nombre de polysaccharides, des polymères complexes constitués de plusieurs unités de certains sucres, sont responsables des effets anticancéreux associés à plusieurs champignons. Ces polymères, de composition et de structure variables, sont présents en grandes quantités dans nombre de champignons d'origine asiatique, en particulier le shiitake, l'enokitake et le maitake, de même que dans le kawaratake *(Coriolus versicolor)*, une espèce non comestible mais extrêmement riche en ces polysaccharides.

La lentinane, un composé présent dans le shiitake, est un polysaccharide dont l'activité antitumorale est relativement bien documentée. Chez les patients atteints de cancer de l'estomac ou du côlon, l'ajout de lentinane à la chimiothérapie provoque une régression significative des tumeurs et augmente la durée de vie des personnes, si l'on compare à la chimiothérapie seule, suggérant que ce polysaccharide possède une activité anticancéreuse. D'ailleurs, l'administration d'une préparation de polysaccharide similaire à la lentinane, le PSK, est actuellement utilisée au Japon en combinaison avec la chimiothérapie pour traiter plusieurs types de cancer, particulièrement celui du côlon, où l'ajout de cet extrait au traitement permet d'améliorer la survie de patients en rémission.

Les mécanismes responsables de l'action anticancéreuse des polysaccharides des champignons sont très complexes, mais il est maintenant admis que ces composés stimulent l'activité du système immunitaire. Par exemple, de nombreux travaux ont montré que la lentinane du shiitake, de même qu'un polysaccharide isolé du maitake provoquent tous deux une forte augmentation du nombre de globules blancs et de l'activité de ces cellules clés du système immunitaire, améliorant du même coup l'efficacité de la chimiothérapie. Il semble donc que cette stimulation de l'activité du système immunitaire par les composés actifs de ces champignons augmente les chances de pouvoir contrôler les tumeurs naissantes et de les empêcher d'atteindre un stade mature.

DES CHAMPIGNONS
VRAIMENT SPÉCIAUX...

Que ce soit par leur place privilégiée dans les festins royaux, leur utilisation pour accélérer le cours de l'histoire ou encore leur capacité à favoriser la communication avec les dieux, les champignons ont depuis toujours exercé une grande fascination sur les êtres humains. Du point de vue gastronomique, la truffe en constitue sans doute le meilleur exemple. Déjà considéré comme un mets d'exception sous le règne du pharaon Khéops il y a plus de 4 000 ans, célébré par les civilisations grecque et romaine, ce champignon mystérieux fructifie sous le sol, et son identification nécessite encore aujourd'hui un animal (généralement le chien ou le cochon). Considérée comme un véritable « diamant noir », la truffe demeure avant tout un champignon très recherché pour sa valeur gastronomique exceptionnelle : un kilo des meilleures truffes se négocie encore aujourd'hui à plus de 2 000 dollars ! Les champignons n'ont cependant pas toujours été recherchés pour leurs seules qualités culinaires ; certains l'ont été aussi pour leur puissant pouvoir hallucinogène. Chez les Aztèques, en particulier, les shamans consommaient le *teonanacatl* (qui signifie littéralement « chair de Dieu ») pour communier avec les dieux dans des cérémonies sacrées et, « grâce aux pouvoirs de ces champignons, ils avaient des visions et l'avenir leur était révélé, le diable leur parlant tandis qu'ils étaient en état d'ivresse » (Diego Durán, *Historia de los Indios de Nueva España*, vers 1581). On pense que ce champignon est le *Psilocybe caerulescens*, dont les principes actifs, la psilocybine et la psylocine, sont de puissants hallucinogènes aux effets semblables à ceux du LSD. Un autre champignon hallucinogène, l'amanite tue-mouches (*Amanita muscaria*), est quant à lui facilement reconnaissable à son chapeau orangé taché de verrues blanches. Les distorsions senso-rielles et l'euphorie liées à ce champignon sont dues au muscimol, une substance qui n'est pas transformée par le corps humain mais excrétée telle quelle dans l'urine et que les consommateurs peuvent absorber en… buvant leur urine ou celle d'un autre ! Il est cependant dangereux d'ingérer d'importantes quantités de ce champignon, car il contient également un fort pourcentage de muscarine, une molécule qui, à hautes doses, peut provoquer la mort.

D'autres types de champignons ne laissent cependant aucun doute sur le sort de ceux qui les ont consommés : l'empereur romain Claude

(Tiberius Claudius Nero Drusus) en 54, le pape Clément VII en 1534 et le roi germanique Charles VI en 1740 comptent parmi les personnages célèbres à avoir succombé aux effets toxiques des champignons. Le cas d'empoisonnement le mieux documenté, par Tacite notamment, est celui de Claude. Le 13 octobre 54, il tombe malade après avoir mangé une grosse portion d'oronges (amanite des Césars) et décède peu après dans d'atroces souffrances. On soupçonne Agrippine, la nièce et seconde épouse de Claude, d'avoir introduit quelques amanites phalloïdes *(Amanita phalloïdes)* dans le plat de champignons afin de voir son propre fils, Néron, succéder à l'empereur et damer le pion à Britannicus, l'autre héritier de Claude. Encore aujourd'hui, l'amanite phalloïde est responsable de la majorité des intoxications mortelles liées à la consommation de champignons, de par son contenu en toxines (amatoxines) très puissantes qui causent des dommages irréversibles au foie. Environ douze heures après l'ingestion, la personne tombe très malade mais, au bout d'un certain temps, peut se trouver mieux. Ce répit est cependant trompeur car les toxines continuent d'attaquer le foie, de sorte que l'état du malade se dégrade rapidement et atteint un stade où seule une greffe du foie peut sauver sa vie. Commune en Europe mais plutôt rare en Amérique (sauf peut-être sur la côte Ouest), l'amanite phalloïde a néanmoins dans le Nouveau Monde un proche cousin qu'il faut prendre au sérieux, l'amanite vireuse *(Amanita virosa)*, un champignon très répandu qui possède des quantités de toxines amplement suffisantes pour tuer le cueilleur imprudent...

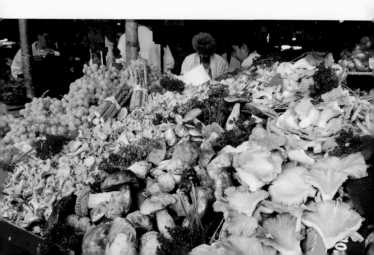

> ### TRUC **CHAMPIGNONS**
>
> Dans de nombreuses recettes, on peut remplacer les champignons frais par des champignons séchés.
>
> En effet, on trouve maintenant des mélanges de champignons séchés variés (morilles, cèpes, shiitake, chanterelles, porcini…) même dans les « hard-discounters » ! Pour réhydrater les champignons, placez-les dans un bol et recouvrez-les d'eau bouillante. Laissez-les tremper etnviron 30 minutes puis pressez pour enlever le liquide. Ensuite, il suffit de les trancher et de les utiliser comme des champignons frais. On garde toujours l'eau de trempage si on a besoin de bouillon ou d'eau, car elle est délicieuse et nutritive.

L'activité anticancéreuse et immunostimulante des champignons comestibles ne semble cependant pas restreinte aux espèces d'origine asiatique. Les pleurotes et les champignons de Paris, par exemple, contiennent aussi des molécules qui semblent efficaces pour freiner le développement de certains cancers, notamment du côlon, en s'attaquant directement aux cellules cancéreuses et en les forçant à mourir par apoptose.

En résumé, les études réalisées sur les propriétés anticancéreuses des champignons ont surtout porté sur l'utilisation des polysaccharides isolés de ces végétaux comme immunomodulateurs destinés à améliorer l'efficacité de la chimiothérapie et le bien-être général des patients. Les résultats positifs obtenus sont extrêmement encourageants, surtout si l'on considère la gravité de certains cas et la difficulté à les traiter. À la lumière de ces résultats, il ne fait aucun doute que les champignons peuvent jouer un rôle important dans la prévention du cancer en stimulant positivement le système immunitaire de façon à améliorer l'efficacité de réponse face à l'agression que représente la cellule cancéreuse qui cherche à se développer.

Apprendre à connaître ces aliments fabuleux, riches en parfums et en saveurs, permet non seulement d'ajouter une nouvelle dimension gastronomique à notre vie, mais aussi d'inclure dans notre alimentation quotidienne de nouveaux alliés pour prévenir le développement du cancer.

En résumé...

• Les champignons occupent une place unique dans l'alimentation humaine, tant pour leur valeur gastronomique que pour leurs bienfaits sur la santé.

• Certains d'entre eux, tels les champignons d'origine asiatique (shiitake, enokitake et maitake) et les pleurotes, sont particulièrement riches en molécules anticancéreuses qui retardent le développement du cancer.

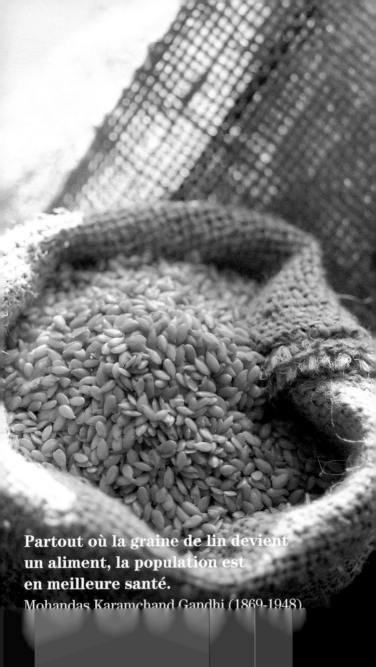

Partout où la graine de lin devient un aliment, la population est en meilleure santé.
Mohandas Karamchand Gandhi (1869-1948).

CHAPITRE 7

La graine de lin, pour tisser une meilleure protection face au cancer

Le lin (*Linum usitatissimum*) est une des premières espèces végétales à avoir été domestiquées et cultivées à grande échelle. Particulièrement apprécié pour ses propriétés textiles, le lin était déjà utilisé par les Égyptiens il y a au moins 10 000 ans pour fabriquer des vêtements, de même que des toiles nécessaires à la momification. Les marchands phéniciens ont par la suite joué un rôle important dans la propagation du lin à travers l'Europe, où sa popularité comme textile léger, idéal pour supporter la chaleur, n'a cessé de croître au cours des siècles, donnant même naissance à de nouveaux tissus comme la crinoline, dans laquelle le lin est tissé avec du crin.

PLUS QUE DU TISSU !

La consommation de graines de lin à des fins alimentaires et médicinales est probablement aussi ancienne que la culture du lin elle-même. Reconnues comme source nutritive de très grande qualité, les graines de lin figuraient au menu quotidien des

L'ACIDE GRAS OMÉGA-3 ET LA PRÉVENTION DU CANCER

➤ Les oméga-3 diminuent les risques de cancer du sein, du côlon et de la prostate

➤ Les oméga-3 inhibent le potentiel métastatique des cellules cancéreuses, principal facteur affectant la survie et le pronostic des patients cancéreux

Tableau 9

pharaons et entraient dans la préparation de nombreux plats éthiopiens, indiens ou chinois. On raconte même qu'au VIIIe siècle le roi des Francs, Charlemagne, était tellement impressionné par les multiples qualités du lin et de ses graines qu'il en imposa par décret la consommation obligatoire ! Charlemagne avait vu juste, car les recherches effectuées au cours des dernières années montrent qu'effectivement la graine de lin recèle plusieurs composés bénéfiques pour la santé, pouvant même jouer un rôle important dans la prévention du cancer.

FAIRE LE PLEIN D'OMÉGA-3

Comme nous l'avons mentionné précédemment (voir chap. 2, p. 54), le régime alimentaire moderne souffre d'une grave carence en acides gras oméga-3 qui, associée à un excès dans l'apport en acides gras oméga-6, favorise la création d'un environnement inflammatoire propice au développement du cancer. Rétablir l'équilibre entre les niveaux de ces deux acides gras essentiels ne peut donc qu'être bénéfique pour contrer la progression de cette maladie.

Les graines de lin sont de loin la meilleure source végétale d'acide linolénique, un acide gras oméga-3

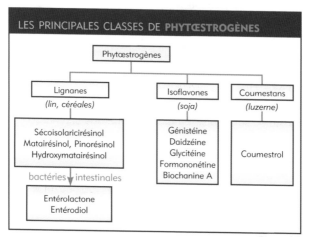

Figure 18

utilisé par nos cellules pour fabriquer les substances anti-inflammatoires EPA et DHA. Par exemple, seulement deux cuillerées à soupe de graines de lin procurent plus de 140 % de l'apport quotidien recommandé en oméga-3 ! Cependant, pour maximiser les bénéfices associés aux oméga-3 des graines de lin, il faut garder en tête que la conversion de l'acide linolénique en EPA et DHA est un phénomène relativement inefficace si l'apport en oméga-6 est trop important. C'est pourquoi toute augmentation de l'apport en oméga-3 doit être accompagnée d'une baisse marquée de l'apport en oméga-6, de façon à assurer un meilleur équilibre du ratio oméga-6/oméga-3 et ainsi permettre de prévenir l'inflammation.

Cet équilibre est d'autant plus important que l'amélioration du ratio oméga-6/oméga-3 joue un rôle crucial dans la prévention du cancer (Tableau 9). Ainsi, une étude récente suggère qu'une quantité à peu près équivalente d'acides oméga-6 et oméga-3 dans les tissus adipeux, combinée à des niveaux importants d'acides gras mono-insaturés (tels ceux qui sont contenus en grande quantité dans l'huile d'olive), est associée à une baisse marquée du risque de développer un cancer du sein. Une telle implication de l'équilibre oméga-6/oméga-3 est également suggérée pour le cancer de la prostate, dont on sait maintenant qu'une surcharge en oméga-6 favorise le développement, ainsi que sa dissémination sous forme de métastases osseuses, deux phénomènes qui sont inhibés par les oméga-3.

Il ne fait donc aucun doute que les graines de lin peuvent contribuer largement à un régime alimentaire destiné à prévenir le cancer, en apportant une bonne quantité d'acides gras oméga-3 essentiels à la synthèse de puissantes molécules anti-inflammatoires qui empêchent la création d'un climat favorable à la progression du cancer.

LES LIGNANES, DES PHYTŒSTROGÈNES ANTICANCÉREUX

En plus des acides gras oméga-3, les graines de lin possèdent la caractéristique de contenir des quantités exceptionnelles de phytœstrogènes, molécules qui, grâce à leur structure similaire à celle des estrogènes, peuvent atténuer les effets néfastes provoqués par de trop grandes quantités de ces hormones. Même si les isoflavones du soja sont sans doute les phytœstrogènes qui ont reçu jusqu'à présent le plus d'attention de la part des communautés scientifique et médicale, d'autres classes de phytœstrogènes existent dans la nature et peuvent participer à la prévention du cancer du sein (Figure 18). C'est notamment le cas des lignanes.

alimentaire de femmes touchées par un cancer du sein et à qui il est déconseillé de manger du soja.

La graine de lin est donc un aliment anticancéreux polyvalent, capable d'interférer avec le développement du cancer en réduisant l'inflammation chronique, empêchant ainsi les cellules précancéreuses de profiter d'un environnement qui favorise leur croissance. La haute teneur en lignanes des graines de lin en fait également un véritable rempart contre le cancer du sein.

En résumé...

• Il faut absolument broyer les graines de lin pour augmenter l'absorption des acides gras oméga-3 et permettre la transformation des lignanes en phytœstrogènes actifs. Les oméga-3 étant extrêmement fragiles et sensibles à la dégradation, achetez des graines entières que vous pourrez moudre au fur et à mesure dans un simple moulin à café. Conservez la mouture au maximum deux semaines au frigo dans un contenant hermétique. Évitez d'acheter des graines déjà moulues !

• Il est très important de réduire l'apport en acides gras oméga-6 pour permettre une bonne transformation des oméga-3 présents dans la graine de lin. Une bonne façon d'y arriver est d'utiliser l'huile d'olive de préférence à tout autre corps gras (évitez les huiles de tournesol et de maïs en particulier) et de limiter au minimum la consommation d'aliments transformés, fabriqués industriellement.

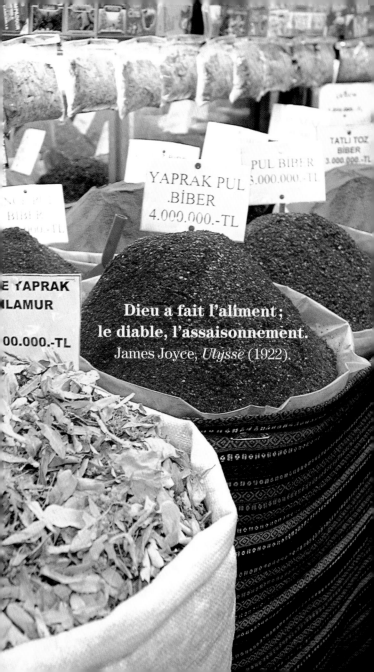

Dieu a fait l'aliment ;
le diable, l'assaisonnement.
James Joyce, *Ulysse* (1922).

CHAPITRE 8

Les épices et aromates donnent le goût de prévenir le cancer !

L'utilisation systématique des épices et aromates dans les grandes traditions culinaires du monde est sans doute la meilleure illustration du plaisir gastronomique comme élément indissociable de l'alimentation quotidienne. Au cours de l'histoire, ces ingrédients ont été considérés comme des denrées de prestige, des produits de luxe souvent réservés aux riches et aux puissants et dont la valeur gastronomique n'avait d'égale que leur importance économique et politique (voir encadré, p. 130-131). Aujourd'hui faciles d'accès, les épices demeurent néanmoins incontournables dans l'art culinaire, sources incomparables de saveurs et d'arômes sans lesquels la nourriture serait bien insipide…

Même si la place des épices en cuisine est d'abord une question de goût, ces ingrédients ont toujours été reconnus pour leurs propriétés médicinales et, pendant des siècles, les apothicaires (ancêtres de nos pharmaciens modernes) ont exercé un contrôle étroit sur leur utilisation pour soigner divers maux, allant du simple hoquet aux maladies digestives plus graves. Si certains de ces usages peuvent aujourd'hui faire sourire, il reste que les connaissances accumulées au

ASSAISONNER POUR **RAISONNER LE CANCER**

Épices	Activité biologique Molécules actives	Anti-inflammat
Curcuma	Curcumine	■
Gingembre	Gingérol	■
Chili (piment fort)	Capsaïcine	■
Clou de girofle	Eugénol	■

Famille des lamiacées

Menthe, thym marjolaine, origan basilic, romarin	Acide ursolique	■
	Alcool périllique	
	d-Limonène	■
	Carvacrol	
	Thymol	
	Carnosol	
	Lutéoline	■

Famille des apiacées

Persil, coriandre cumin, fenouil anis, cerfeuil	Anéthol	■
	Apigénine	■
	Polyacétylènes	■

gingembre   thym   menthe   origan

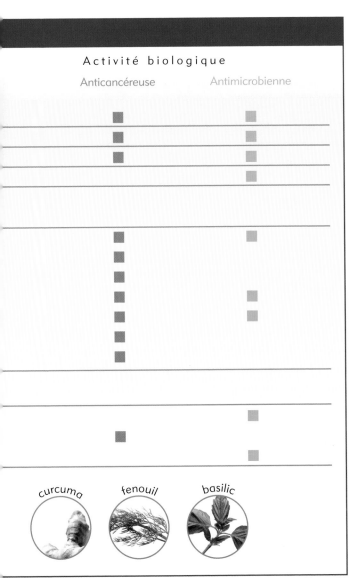

Figure 20

UNE NOTE ÉPICÉE !

Les Romains ont été les premiers à introduire les épices en abondance dans la cuisine occidentale, l'exemple le plus célèbre étant sans doute celui de Marcus Gavius Apicius (25 av. J.-C. - 37 apr. J.-C.), gastronome réputé pour sa gourmandise, qui a élaboré de nombreuses recettes contenant des quantités invraisemblables d'épices ! La chute de l'Empire romain entraîna cependant la quasi-disparition des épices en Occident. Ce n'est qu'au Moyen Âge que l'engouement pour ces denrées précieuses refit surface, alimenté entre autres par les descriptions (parfois exagérées !) des richesses d'Orient faites par Marco Polo dans son *Livre des merveilles du monde* (1298). Au-delà de leur attrait culinaire, le désir de contrôler le marché des épices, ainsi que les routes y menant, était principalement dû aux sommes considérables qui étaient en jeu : la longue route nécessaire à l'acheminement des épices d'Asie vers l'Europe en rendait le prix exorbitant. Par exemple, le poivre, longtemps considéré comme la « reine des épices », ne se trouvait que sur la table des nobles car une simple poignée avait autant de valeur qu'un bœuf ou un mouton ! Ces prix faramineux étaient dus à la durée du transport (un à deux ans de voyage pour le poivre et le gingembre d'Inde ; deux à trois ans pour le girofle, la cannelle et la muscade d'Indonésie) ainsi qu'à la traversée des monopoles successifs qui jalonnaient cette longue route des épices. Ainsi, les marchands arabes servaient d'intermédiaires entre les marchands indiens et les navigateurs de Venise (qui devaient leur monopole à leur participation à la deuxième croisade), chacun tirant des bénéfices considérables de sa situation. Heureusement, de nouvelles routes menant aux sources de ces épices, l'Inde et l'Indonésie en particulier, découvertes par les navigateurs portugais et hollandais, ont permis de court-circuiter ces monopoles et de rendre ces denrées accessibles à un nombre de plus en plus grand de personnes au fil des siècles suivants. Néanmoins, certaines épices ont encore aujourd'hui une valeur hors du commun, si l'on en juge par le prix du safran, qui peut atteindre plus de 10 000 dollars le kilo ! Il faut dire qu'une telle quantité peut nécessiter jusqu'à 300 000 fleurs de *Crocus sativus*…

cours des dernières années suggèrent que plusieurs épices et aromates peuvent effectivement constituer des outils précieux pour la prévention de maladies, dont le cancer.

ASSAISONNER POUR RAISONNER LE CANCER

Il est fascinant de constater que nombre d'épices et aromates couramment utilisés dans l'art culinaire moderne contiennent des molécules qui peuvent influencer des processus associés au développement du cancer (Figure 20). En particulier, une de leurs caractéristiques remarquables est leur contenu élevé en molécules anti-inflammatoires, capables de réduire l'inflammation de l'environnement cellulaire dans lequel se trouvent les tumeurs précancéreuses et donc, tel qu'expliqué plus tôt, d'empêcher ces microtumeurs de profiter d'un climat propice à leur progression. Les cellules précancéreuses n'apprécient donc pas du tout la cuisine bien assaisonnée !

Parmi les épices qui ont été les plus étudiées jusqu'à présent, trois familles principales se distinguent par leur contenu en molécules anticancéreuses et anti-inflammatoires ainsi que par leur potentiel à interférer avec la progression du cancer.

FAMILLE DES ZINGIBÉRACÉES

Ces plantes, qui comprennent le gingembre (*Zingiber officinale*) et le curcuma (*Curcuma longa*), sont originaires du Sud-Est asiatique, particulièrement de la Chine et de l'Inde, où elles sont cultivées et utilisées à des fins alimentaires et médicinales depuis au moins 5 000 ans. Bien que ces deux racines soient fort

> ### TRUC **CURCUMA**
>
> Le curcuma a besoin d'être solubilisé dans l'huile pour être absorbé par l'organisme. Si vous désirez l'ajouter à une soupe, faites-le après avoir fait revenir l'oignon et l'ail dans l'huile (avant de mettre le bouillon). N'oubliez pas de toujours ajouter du poivre noir au curcuma : le poivre augmente l'absorption du curcuma de façon très importante. On peut aussi ajouter du curcuma dans une vinaigrette (toujours dans l'huile avant d'ajouter le vinaigre ou le jus de citron) ou assaisonner le jus de tomate ou de légumes en incorporant 1 cuillerée à thé d'huile d'olive dans laquelle on a dissous du curcuma. Bien poivrer le tout et déguster.

différentes, du point de vue tant de leur apparence que de leur goût, elles possèdent toutes deux la propriété de contenir des quantités importantes de molécules aux effets anti-inflammatoires très puissants : la curcumine du curcuma et le gingérol du gingembre. Par exemple, l'addition de curcumine ou de gingérol à des cellules cancéreuses cultivées en laboratoire bloque efficacement la production de la principale enzyme utilisée par ces cellules pour générer l'inflammation, la COX-2 (voir p. 52). Cet effet anti-inflammatoire se manifeste également chez l'humain, où la consommation quotidienne de curcuma diminue la quantité de molécules pro-inflammatoires dans le sang. Des études ont montré que la prise quotidienne de gingembre par des patients souffrant d'arthrite rhumatoïde, maladie où le rôle majeur joué par l'inflammation est bien documenté, a provoqué une diminution de leurs

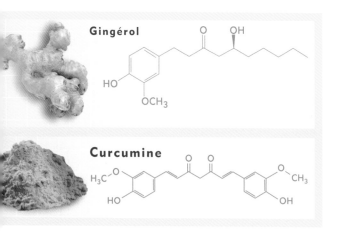

Gingérol

HO

OCH₃

Curcumine

H₃C—O

HO

O   CH₃

OH

douleurs : cet effet impliquerait une baisse de molécules inflammatoires formées par la COX-2. Compte tenu du rôle capital de l'inflammation dans la progression du cancer, il va sans dire que cette activité anti-inflammatoire du gingembre et du curcuma est extrêmement intéressante pour la prévention du cancer. D'autant plus que la curcumine et le gingérol possèdent également la capacité d'interférer avec d'autres aspects impliqués dans la croissance du cancer, non seulement en ciblant directement plusieurs types de cellules cancéreuses, les forçant à s'autodétruire par apoptose, mais aussi en empêchant la formation d'un nouveau réseau de vaisseaux sanguins indispensables à cette croissance. D'ailleurs, plusieurs travaux de recherche ont montré que le curcuma et le gingembre administrés à des animaux de laboratoire bloquent le développement de plusieurs cancers induits par des substances cancérigènes, notamment celui du côlon. Le curcuma et le gingembre peuvent donc être considérés comme des agents de prévention multifonctionnels, capables d'interférer avec la croissance des cellules cancéreuses autant par leur action directe sur les microtumeurs que par leurs effets indirects, en réduisant l'inflammation chronique essentielle à leur progression.

FAMILLE DES LAMIACÉES

La plupart des lamiacées aujourd'hui utilisées en gastronomie (menthe, thym, marjolaine, origan, basilic, romarin…) proviennent des côtes méditerranéennes, où elles ont joué un rôle fondamental dans l'élaboration des traditions culinaires de cette région. Les plantes de cette famille possèdent toutes des feuilles très parfumées, en raison de leur contenu élevé en huiles essentielles aux molécules odorantes de la famille des terpènes.

Ces terpènes possèdent également l'importante caractéristique d'interférer avec le développement du cancer en bloquant la fonction de plusieurs oncogènes impliqués dans la croissance des cellules cancéreuses. Par exemple, l'ajout de terpènes (carvacrol, thymol, perillyl alcool) à des cellules cancéreuses provenant d'une grande variété de tumeurs réduit considérablement leur prolifération et, dans certains cas, provoque leur mort. Dans une autre étude, on a montré que l'ajout de carnosol (un terpène particulièrement abondant dans le romarin) au régime alimentaire de souris génétiquement prédisposées à avoir un cancer du côlon empêche le développement de ce cancer en corrigeant certains défauts des cellules intestinales responsables de cette maladie chez ces souris. Il est également à noter que les herbes de cette famille contiennent de l'acide ursolique, une molécule anticancéreuse multifonctionnelle de par sa capacité à attaquer directement les cellules cancéreuses, à empêcher l'angiogenèse et à bloquer la production de COX-2, réduisant du même coup l'inflammation.

Cette activité anticancéreuse n'est cependant pas restreinte aux terpènes contenus dans ces herbes car la lutéoline, un polyphénol particulièrement abondant dans le thym et la menthe, possède lui aussi de multiples activités anticancéreuses. En particulier, nous avons récemment observé que la lutéoline possède un fort potentiel d'inhibition du processus d'angiogenèse, de par sa capacité à empêcher le recrutement des cellules indispensables au bon fonctionnement du réseau de vaisseaux sanguins utilisés par les tumeurs pour croître. Cet effet inhibiteur est d'autant plus intéressant qu'il se produit à des concentrations relativement faibles, similaires à celles de molécules synthétiques dérivées de la recherche pharmaceutique (voir Figure 6, p. 40).

FAMILLE DES APIACÉES

Les apiacées, appelées également ombellifères, sont une famille de plantes fort diversifiées qui comprend des herbes aromatiques comme le persil, la coriandre, le cerfeuil, le fenouil et le cumin, ainsi que des légumes comme la carotte, le panais et le céleri. Historiquement d'une grande importance pour les peuples méditerranéens, les apiacées occupaient une place de choix dans le *Capitulare de villis vel curtis imperii*, une ordonnance écrite pendant le règne de Charlemagne (742-814), qui décrivait les plantes médicinales, aromatiques et alimentaires devant être cultivées dans les monastères.

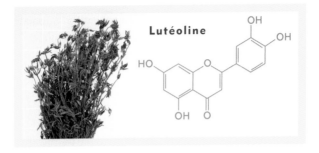

Lutéoline

En terme de prévention du cancer, l'intérêt de ces plantes est principalement lié au contenu élevé de certaines d'entre elles, notamment le persil et le céleri, en apigénine, un polyphénol à l'action anticancéreuse extrêmement puissante. En effet, en laboratoire, cette molécule inhibe la croissance d'un nombre impressionnant de cellules cancéreuses, notamment celles dérivées des principaux cancers qui touchent nos sociétés occidentales : ceux du sein, du côlon, du poumon et de la prostate. Bien que l'apigénine soit une molécule tout à fait distincte de celles trouvées dans les autres épices et aromates, les mécanismes impliqués dans ces effets anticancéreux sont à maints égards similaires à ceux de ces molécules, c'est-à-dire qu'ils impliquent autant un impact direct de l'apigénine sur les cellules cancéreuses et sur l'angiogenèse qu'une action indirecte, en diminuant les processus inflammatoires. Même si les effets anticancéreux de l'apigénine commencent à peine à être caractérisés, ses multiples modes d'action de même que sa puissance en font une molécule très intéressante pour la prévention du cancer.

En résumé, les travaux de recherche réalisés au cours des dernières années indiquent que les propriétés

anticancéreuses des épices et aromates sont directement liées à leur pouvoir de bloquer l'inflammation.
Que ce soit le curcuma, le gingembre, le piment chili, le
clou de girofle, le fenouil ou encore la menthe, le thym
ou le basilic, tous ces aromates et épices contiennent
des molécules qui bloquent l'activation du NFκB et
réduisent par conséquent la production de COX-2 et
le développement de l'inflammation. Étant donné que
plusieurs de ces molécules ont également une action
anticancéreuse directe sur les cellules précancéreuses,
les épices et aromates doivent donc être considérés
comme des sources importantes de molécules anticancéreuses pouvant contribuer activement à prévenir
le développement du cancer. Comme quoi prévenir le
cancer peut également être une question de bon goût !

En résumé...

• Les épices et aromates contiennent des molécules
anti-inflammatoires qui contribuent à freiner le
développement du cancer en l'empêchant de profiter
de conditions favorables à sa croissance.

• L'action anti-inflammatoire véhiculée par les épices,
notamment le curcuma et le gingembre, semble jouer
un rôle protecteur important dans la prévention de
plusieurs cancers, en particulier celui du côlon.

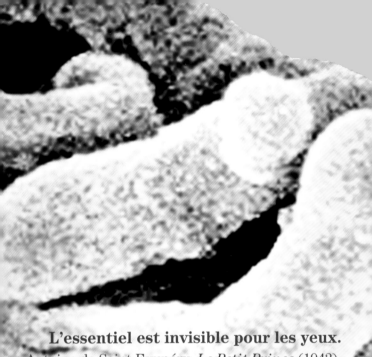

L'essentiel est invisible pour les yeux.
Antoine de Saint-Exupéry, *Le Petit Prince* (1943).

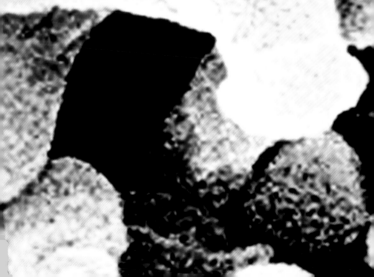

CHAPITRE 9

Les probiotiques, des bactéries qui nous veulent du bien

Si nous pouvions examiner le monde qui nous entoure à travers les lentilles d'un microscope, nous serions étonnés de constater la présence d'un monde parallèle au nôtre. Un monde invisible à l'œil nu et d'une incroyable complexité, qui se compose de millions d'espèces de bactéries vivant en contact étroit avec nous. Certaines représentent une menace pour l'être humain et doivent être éliminées, mais d'autres sont essentielles au bon fonctionnement de notre organisme, et plus particulièrement du système digestif.

Le tube digestif humain, long d'environ 5 mètres de la bouche à l'anus et doté d'une surface de 300 m² (l'équivalent de deux courts de tennis !), est la partie du corps la plus étroitement en contact avec le milieu extérieur et donc la plus susceptible d'être colonisée par les bactéries (Figure 21). L'implantation de ces bactéries ne se fait d'ailleurs pas attendre : quelques heures seulement après la naissance, l'intestin contient déjà des quantités importantes de bifidobactéries (Tableau 10), des bactéries «amies» qui

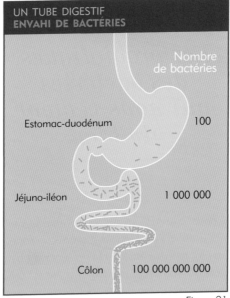

Figure 21

demeureront prédominantes tout au long de l'allaitement maternel, mais seront ensuite progressivement rejointes par quelque 400 autres espèces pour former une flore microbienne très diversifiée. Plutôt rares dans les premiers segments du tube digestif à cause de l'extrême acidité de l'estomac et de la présence des sels biliaires, les bactéries sont présentes en quantité astronomique dans les parties plus éloignées de l'intestin. Le côlon, par exemple, contient en moyenne 1 000 milliards de bactéries par millilitre (10^{12}/ml), ce qui en fait l'habitat microbien le plus densément peuplé de toute la planète ! Cette présence bactérienne est si importante qu'on estime qu'un adulte est composé à 90 % de cellules bactériennes, c'est-à-dire qu'il contient dix fois plus de bactéries que de cellules humaines, et que ces 100 000 milliards de bactéries qui vivent en lui contribuent à environ 2 kg de son poids corporel… Les bactéries font donc partie intégrante de notre vie et il est indispensable d'apprendre à mieux connaître leurs secrets…

LES FONCTIONS IMPORTANTES DES BACTÉRIES INTESTINALES

Les bactéries présentes dans le système digestif interagissent étroitement avec les cellules de la paroi de l'intestin ainsi qu'avec le système immunitaire pour former un «ménage à trois» indispensable au bon fonctionnement de l'intestin et au maintien de la santé en général (Figure 22). Les bactéries «amies» jouent un rôle essentiel dans le développement de notre système immunitaire, mécanisme impliqué dans la défense contre les agents extérieurs et par lequel nous arrivons à survivre malgré la foule d'éléments pathogènes qui nous entourent.

Par exemple, des souris placées dès leur naissance dans un environnement stérile, c'est-à-dire

---

LES BIFIDOBACTÉRIES

➤ 100 millions à 100 milliards/g de selles

➤ 10 % de la flore intestinale

➤ 4e en importance
  (parmi toutes les espèces bactériennes)

➤ Optimal à la naissance, décroît avec l'âge :
  • 95 % des bactéries chez le nouveau-né allaité

Tableau 10

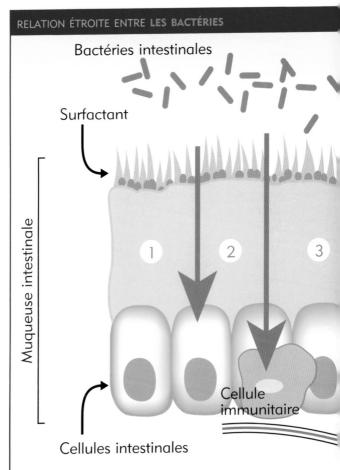

RELATION ÉTROITE ENTRE **LES BACTÉRIES**

Bactéries intestinales

Surfactant

Muqueuse intestinale

1   2   3

Cellule immunitaire

Cellules intestinales

1 Sécrétion de facteurs qui influencent la fonction des cellules intestinales

2 Modulation du système immunitaire

3 Production de substances essentielles (ex. vitamines)

4 Digestion des fibres et production de sucres assimilables

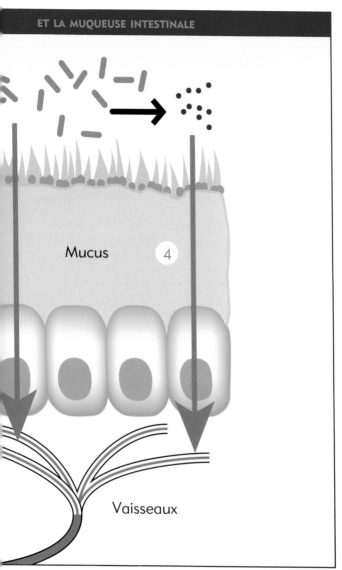

Mucus

4

Vaisseaux

Figure 22

145

LE SECRET EST DANS LA FERMENTATION

La fermentation est une réaction utilisée par différents micro-organismes pour produire de l'énergie à partir du sucre en l'absence d'oxygène. La fermentation lactique qui se produit dans le côlon est en tout point analogue à une réaction connue depuis la nuit des temps ; en effet, les premiers éleveurs de bétail avaient depuis longtemps observé que le lait trait de leurs animaux avait une durée de conservation très courte mais que, si on le plaçait dans un récipient hermétique, il « caillait » et son temps de conservation augmentait significativement. Sans le savoir scientifiquement, ces peuples avaient pourtant découvert les vertus de la fermentation lactique, cette « vie sans l'air » comme l'avait si bien décrite Pasteur, au cours de laquelle le sucre du lait est progressivement transformé en acide lactique, ce qui acidifie le milieu et empêche la prolifération de micro-organismes pathogènes ou indésirables, comme les moisissures. S'il est généralement admis que la découverte puis le raffinement des procédés menant à la fabrication de ces laits fermentés proviennent du Moyen-Orient et des Balkans, il n'en demeure pas moins qu'il existe pratiquement autant de produits de lait fermenté que de traditions alimentaires : skyr, langfil, viili et ymer dans les pays scandinaves, mass, zabady, irgo et nono en Afrique, yogourt en Europe ou encore biokys, tarho, kéfir et koumis dans les pays de l'Est, tous ces produits témoignent de l'importance que les humains ont attachée à la fermentation du lait.

Outre leur durée de conservation plus longue que le lait nature, les produits de lait fermenté possèdent plusieurs avantages par rapport au lait : 1) l'augmentation de sa digestibilité par la transformation du sucre du lait, le lactose, en acide lactique ; 2) l'augmentation du contenu en plusieurs nutriments essentiels, protéines, acides aminés, acides gras ou vitamines provenant des bactéries (Tableau 11) ; et 3) une diversification de l'alimentation grâce aux différents arômes, saveurs et textures générés par la fermentation.

À noter que la fermentation lactique n'est pas restreinte aux produits laitiers ; elle joue également un rôle clé dans la fabrication de certaines préparations de végétaux (choucroute) et de certaines formes de pain au levain.

TENEUR EN ACIDE FOLIQUE DU LAIT NON FERMENTÉ ET D'AUTRES PRODUITS LAITIERS	
Produit	Acide folique (μg/100 g)
Lait	0,42
Fromage cheddar	4,2
Yogourt	3,9
Fromage cottage	3,5

Tableau 11

sans microbes, ont une immunité grandement compromise par la suite, mais celle-ci peut être restaurée en quelques semaines par la cohabitation avec une autre souris qui possède une flore intestinale normale (ce qui correspond en gros à ce que nous subissons après notre naissance). Puisque la muqueuse intestinale est la partie du corps la plus exposée aux agressions, près de 75 % des cellules immunitaires de l'organisme sont localisées dans le tube digestif; les bactéries intestinales sont donc idéalement situées pour influencer la fonction de cette défense immunitaire, soit en stimulant la réponse immunitaire pour favoriser les défenses contre les bactéries pathogènes ou les virus, par exemple, soit en la supprimant sélectivement pour tolérer la présence de certaines composantes du milieu extérieur qui ne représentent pas de dangers, limitant ainsi les effets néfastes de maladies auto-immunes. Les bactéries intestinales, véritables chefs d'orchestre du système immunitaire, jouent donc un rôle de premier plan dans notre capacité d'interagir efficacement avec l'environnement extérieur.

YOGOURT ET KÉFIR, PRINCIPALES SOURCES ALIMENTAIRES DE PROBIOTIQUES

YOGOURT

Probablement originaire de Bulgarie, cette « essence divine », selon Pline l'Ancien (20-79 apr. J.-C.), est aujourd'hui encore fabriquée par l'action combinée de *Lactobacillus bulgaricus* et *Streptococcus thermophilus*. Ces bactéries coopèrent pour transformer rapidement le lactose du lait en acide lactique, entraînant l'apparition d'un goût légèrement aigre et une modification de la structure des protéines du lait qui mène à sa coagulation. Le yogourt a longtemps été consommé seulement en Europe centrale et en Asie Mineure, mais depuis son apparition dans les épiceries au cours des années 1950, et avec l'introduction de nouvelles variétés contenant des fruits, sa consommation est en essor constant. Au Canada, par exemple, la consommation annuelle est passée de 0,1 kg à 6 kg par habitant de 1968 à 2004, mais demeure toutefois encore largement inférieure aux 20 kg par habitant de certains pays européens. Pour avoir un effet bénéfique sur l'intestin, les yogourts doivent être enrichis en bactéries lactiques, généralement des bifido-bactéries et des lactobacilles. Très populaires au Japon et en Europe, les produits laitiers contenant de grandes quantités de bifidobacté-ries et/ou de lactobacilles commencent à s'implanter graduellement en Amérique.

KÉFIR

Surtout consommé en Russie et dans les pays de l'Europe de l'Est, où il peut représenter jusqu'à 15 % des ventes de tous les produits laitiers, le kéfir (du turc *keif* signifiant « bien-être ») est un lait fermenté particulier, obtenu par l'action combinée de centaines de bactéries différentes et de levures qui sont ajoutées au lait de vache sous forme de « grains » gélatineux ressemblant à une tête de chou-fleur. Les bactéries produisent l'acide lactique qui donne un goût aigre semblable à celui du yogourt, tandis que les levures transforment une partie du lactose en gaz carbonique et en alcool. Il en résulte un liquide épais, légèrement alcoolisé (0,5 %) et pétillant… qui peut procurer une expérience inoubliable pour les amateurs de sensations gastronomiques fortes ! Ce « champagne des yogourts » contient plus de bactéries que le yogourt, notamment plusieurs types de lactobacilles, de même qu'un polysaccharide complexe, nommé kéfiran, qui semble provoquer des effets marqués sur le système immunitaire. D'ailleurs, le kéfir est utilisé depuis longtemps en Russie pour le maintien de la santé en général, de même que pour soulager diverses maladies, allant des ulcères d'estomac aux pneumonies. Un produit fermenté apparenté au kéfir, le koumis, est quant à lui fabriqué à partir du lait de jument, de chamelle ou quelquefois d'ânesse ; il est surtout populaire en Asie centrale, notamment en Sibérie, où il fait encore partie des habitudes alimentaires.

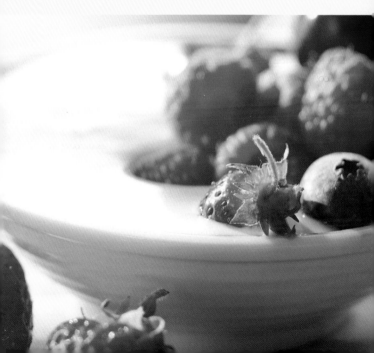

Les bactéries intestinales participent également au bon fonctionnement de notre organisme en dégradant plusieurs substances qui ne peuvent être digérées par l'estomac, en particulier les fibres contenues dans les végétaux (fruits, légumes, céréales, etc.). La dégradation de ces fibres libère les sucres qu'elles contiennent, lesquels sont ensuite utilisés comme source d'énergie par l'organisme. De plus, l'activité métabolique des bactéries intestinales engendre la formation de diverses molécules, notamment des vitamines (K1, B, acide folique) ainsi que certains acides gras. Enfin, comme nous l'avons vu dans le chapitre 7, cette activité métabolique est indispensable à la production de certaines molécules anticancéreuses à partir de plusieurs aliments, en particulier les graines oléagineuses et les céréales.

La flore bactérienne intestinale est une composante à part entière de notre corps, un environnement essentiel au maintien de la santé avec lequel nous devons cohabiter harmonieusement. En ce sens, toute perturbation affectant négativement la composition et l'activité de la flore microbienne, qu'elle soit provoquée par des facteurs environnementaux, physiologiques, nutritionnels ou pharmacologiques, facilite le développement de diverses maladies allant de dérangements mineurs (mais tout de même désagréables!) comme l'entérite (*turista*) à de graves désordres gastro-intestinaux tels que la diarrhée infectieuse, certaines maladies inflammatoires (colites ulcéreuses, maladie de Crohn) et même le cancer.

NOS AMIES LES BACTÉRIES LACTIQUES

Pour remplir adéquatement ses fonctions, la flore intestinale doit être principalement constituée de bactéries bénéfiques qui occupent le maximum de terrain disponible pour empêcher les effets néfastes que pourraient causer des souches bactériennes pathogènes. Parmi ces bactéries « amies », les bifidobactéries ainsi que différentes espèces de lactobacilles sont considérées comme celles qui peuvent le plus influencer positivement la composition et la fonction de la flore intestinale. Ces bactéries ont la capacité de transformer, en l'absence d'oxygène (c'est le cas au niveau du côlon), les substances riches en fibres en acide lactique, processus appelé fermentation lactique (voir encadré, p. 146).

Cette production d'acide lactique acidifie l'intestin et freine la prolifération de plusieurs micro-organismes pathogènes qui préfèrent des conditions plus clémentes pour croître. Autrement dit, la présence de bactéries lactiques dans le côlon a un impact extrêmement positif sur l'équilibre de l'intestin et, par ricochet, sur le système immunitaire et la santé en général.

LES PROBIOTIQUES

Le biologiste russe Élie Metchnikoff (1845-1916), prix Nobel de physiologie et de médecine pour ses travaux sur l'immunité, est le grand responsable de l'intérêt actuellement porté aux effets bénéfiques des bactéries lactiques. En se fondant sur ses observations selon lesquelles les montagnards bulgares avaient une longévité anormalement élevée, Metchnikoff émit l'hypothèse que cette longévité était liée à leur grande consommation de *yahourth*, lait caillé contenant de grandes quantités de bactéries lactiques. Selon lui, l'acidité produite par ces bonnes bactéries pouvait chasser les bactéries productrices de toxines présentes dans l'intestin, neutralisant ainsi l'auto-intoxication et freinant du même coup le vieillissement prématuré. Ces observations, de même que la découverte des bifidobactéries par Henri Tissier à peu près à la même époque, ont influencé le développement d'une toute nouvelle classe d'aliments enrichis avec ces bactéries bénéfiques, qu'on appelle maintenant probiotiques.

Les probiotiques (du grec « pour la vie ») sont définis comme « des micro-organismes vivants qui, lorsqu'ils sont administrés en quantités adéquates, produisent un bénéfice pour la santé de l'hôte ». Dans sa version actuelle, cependant, on considère que, pour mériter l'appellation « probiotique », un produit doit contenir des bactéries qui résistent au passage dans le système gastro-intestinal et parviennent à atteindre le côlon pour exercer une influence sur la composition et l'activité de la flore bactérienne résidante. Selon cette définition, le yogourt, même s'il peut contenir jusqu'à 500 millions de bactéries vivantes par gramme, ne peut être considéré comme un réel probiotique, car les souches bactériennes utilisées pour sa fabrication ne résistent pas à l'acidité de l'estomac ni à la bile et ne parviennent pas à atteindre le côlon. Il est cependant possible de conférer un caractère probiotique au yogourt en y ajoutant des souches de bactéries plus résistantes au passage dans le système digestif; puisque environ 30 % de certaines souches de bifidobactéries et 5 % de lactobacilles parviennent à atteindre le côlon après ingestion, ces bactéries sont devenues au fil des années les principales cultures utilisées dans la fabrication de ces produits (voir p. 148).

LES EFFETS ANTICANCÉREUX DES PROBIOTIQUES

Un grand nombre d'effets bénéfiques pour la santé et d'actions thérapeutiques ont été attribués aux probiotiques (Tableau 12). L'effet le mieux documenté de ces bactéries est leur impact positif dans la prévention et le traitement de plusieurs types de diarrhée, notamment celles causées par le rotavirus. Cette propriété pourrait se révéler extrêmement utile si l'on considère que, dans le monde, un enfant meurt toutes les quinze secondes des conséquences de ce type de diarrhée.

En ce qui concerne le cancer, bien qu'aucune étude épidémiologique à long terme n'ait évalué l'impact de la consommation régulière d'aliments riches en probiotiques sur le risque de développer un cancer du côlon, les données préliminaires sont néanmoins encourageantes. Par exemple, la consommation quotidienne de 300 g de yogourt contenant des probiotiques par des volontaires en bonne santé a provoqué une baisse marquée de la capacité des substances cancérigènes présentes dans les selles à provoquer des dommages à l'ADN des cellules, étape clé dans le développement du cancer. De son côté, l'administration de lactobacilles et de bifidobactéries pendant une période de trois mois à des patients atteints d'adénomes du côlon a induit une acidification des selles ainsi qu'une diminution marquée de la prolifération excessive caractéristique des cellules de ces tumeurs. Il semble donc que les probiotiques puissent avoir des effets très positifs sur certains événements impliqués dans le développement du cancer du côlon.

EFFETS BÉNÉFIQUES ET ACTIONS THÉRAPEUTIQUES DES BACTÉRIES PROBIOTIQUES CHEZ LES HUMAINS

Effets bénéfiques

➤ Maintien de la flore intestinale

➤ Renforcement du système immunitaire

➤ Réduction de l'intolérance au lactose

➤ Réduction du cholestérol

➤ Activité anticancérigène

➤ Valeur nutritive des aliments améliorée

Actions thérapeutiques

➤ Prévention des infections urogénitales

➤ Réduction de la constipation

➤ Protection contre la *turista*

➤ Prévention de la diarrhée infantile

➤ Réduction de la diarrhée causée par les antibiotiques

➤ Prévention de l'hypercholestérolémie

➤ Protection contre le cancer du côlon et de la vessie

➤ Prévention de l'ostéoporose

Tableau 12

À plusieurs égards, ces observations concordent avec des études réalisées sur des animaux de laboratoire, qui suggèrent que la localisation préférentielle des bactéries lactiques probiotiques dans le côlon pourrait réduire le développement du cancer de cet organe. Par exemple, l'administration de probiotiques à ces animaux prévient l'apparition de cellules précancéreuses ainsi que le développement de tumeurs colorectales induites par l'azoxyméthane ou la dimethylhydrazine, deux puissantes substances cancérigènes. Cet effet protecteur des probiotiques doit encore être mieux défini, mais il semble que la présence accrue de bactéries lactiques dans le côlon prévient les dommages causés à l'ADN par ces cancérigènes, réduisant ainsi les risques de mutations susceptibles de soutenir la progression du cancer. Cette baisse du potentiel cancérigène serait liée en grande partie à une réduction du nombre et de l'activité de bactéries néfastes qui génèrent des substances cancérigènes ; en effet, certaines bactéries (bactéroides, clostridium, entérobactéries) transforment des composés excrétés par la bile en agents cancérigènes, propriété qui pourrait être responsable de l'impact de ces bactéries sur l'incidence et la croissance de tumeurs du côlon chez les animaux de laboratoire. Ces transformations sont particulièrement importantes dans le contexte d'un régime alimentaire « occidental », riche en viandes et en gras, car ce type d'alimentation favorise la croissance de ces bactéries néfastes et augmente du même coup la production de composés qui peuvent causer des mutations. D'ailleurs, il est intéressant de noter que certaines études sur la composition bactérienne des selles humaines ont montré un risque de cancer du côlon plus élevé associé à la présence de bactéries telles *Bacteroides vulgatus* et *Bacteroides stercoris*, alors que la présence de certaines espèces, *Lactobacillus acidophilus* par exemple, était associée à un risque plus faible.

Une autre facette du mode d'action des probiotiques qui pourrait certainement contribuer à leurs effets anticancéreux est leur capacité à moduler l'activité du système immunitaire. Les probiotiques stimulent l'activité des cellules immunitaires qui détruisent les corps étrangers et semblent réduire l'inflammation, élément indispensable à la progression des tumeurs. L'impact de cette modulation du système immunitaire par les bactéries probiotiques sur le développement du cancer doit encore être mieux défini, mais il semble important. Ainsi, l'ajout de kéfir au régime alimentaire de souris auxquelles était greffée une tumeur humaine a provoqué une diminution de 70 % de la croissance de ces tumeurs, un phénomène corrélé avec une stimulation du système immunitaire de l'intestin des animaux.

En résumé, de nombreuses données suggèrent que les probiotiques participent activement au maintien de la santé en modulant positivement l'activité du système immunitaire ainsi qu'en modifiant la composition de la flore intestinale. Ils réduisent du même coup la croissance de bactéries qui activent les substances cancérigènes présentes dans l'alimentation et qui augmentent le risque de causer des dommages au matériel génétique des cellules intestinales. Il faut cependant noter que toutes les études réalisées jusqu'à présent indiquent que le temps de résidence de ces bactéries dans le côlon est relativement court et qu'un apport régulier est requis pour renouveler les populations bactériennes et profiter pleinement de leurs effets. À cet égard, il est intéressant de constater que l'administration simultanée de glucides non digestibles pourrait favoriser l'implantation et la croissance des bactéries probiotiques dans le côlon. Ces composés, qu'on nomme prébiotiques, sont des polymères de fructose présents naturellement dans une foule d'aliments, tels les oignons, l'ail, les tomates, les asperges, les bananes et le blé. La combinaison de probiotiques et de prébiotiques s'est d'ailleurs révélée supérieure pour provoquer l'élimination de cellules cancéreuses chez les animaux, surtout en combinaison avec des bifidobactéries.

En résumé...

• Les bactéries intestinales jouent un rôle essentiel dans l'équilibre de nos fonctions corporelles, tant par leur action métabolique que par leur impact sur le système immunitaire.

• Les bactéries lactiques, tels les lactobacilles et les bifidobactéries, remplissent des fonctions particulièrement importantes en empêchant une prolifération excessive de bactéries pathogènes ainsi qu'en modulant positivement le système immunitaire.

• La consommation quotidienne d'aliments enrichis en probiotiques représente une façon simple et efficace de conserver une prédominance de bactéries lactiques au niveau du côlon et ainsi de prévenir le développement du cancer.

CHAPITRE 10

Savez-vous manger des choux ? (air connu)

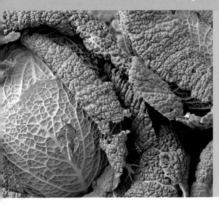

Indole-3-carbinol

On appelle *crucifères* les légumes de la famille du chou en raison de leurs fleurs à quatre pétales disposés en croix (*cruci* en latin). Le chou est sans doute l'un des premiers légumes à avoir été cultivé par les humains et son importance dans la tradition culinaire et médicinale était tellement grande autrefois qu'à partir du simple chou sauvage, les Anciens ont réussi à produire un grand nombre de variétés que nous pouvons savourer encore aujourd'hui. En effet, le brocoli, le chou-fleur, le kale, le chou frisé ou encore les choux de Bruxelles descendent tous d'un ancêtre commun et ne doivent leur apparence et leur goût distincts qu'aux nombreuses sélections réalisées par les agriculteurs grecs et romains.

Ces légumes sont extrêmement importants pour la prévention du cancer grâce à leur contenu élevé en glucosinolates, molécules anticancéreuses très puissantes qui ne se trouvent que dans les crucifères. Plusieurs études réalisées au cours des dernières années ont montré que la consommation régulière de ces légumes permet de réduire de manière significative les risques de développer une panoplie de cancers, en particulier ceux du poumon, de la vessie, du système gastro-intestinal (estomac et côlon) et du sein. Cet effet bénéfique des crucifères vient surtout de leur capacité à bloquer le potentiel cancérigène d'un grand nombre de substances particulièrement dangereuses qui peuvent altérer le matériel génétique de la cellule (l'ADN) et induire des dommages qui mèneront au développement d'un cancer. Les glucosinolates présents dans

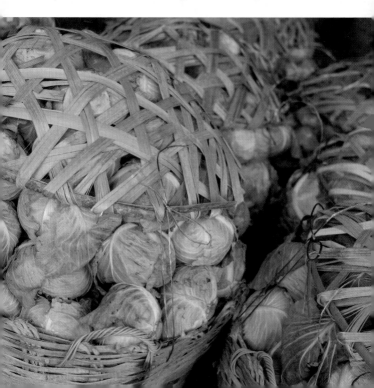

les crucifères empêchent ce phénomène en stimulant l'activité de nos systèmes de défense, ce qui provoque l'élimination accrue de ces substances et, par le fait même, la réduction de leur potentiel cancérigène. Cet effet est extrêmement important car plusieurs cancers sont directement causés par des déficits dans l'activité de ces systèmes de détoxification ; un apport régulier en légumes crucifères permet donc d'augmenter la performance de ces systèmes. Par exemple, une étude récente montre que certaines personnes sont plus susceptibles de développer un cancer du poumon à cause d'un déficit dans leur système de défense contre les cancérigènes, mais que la consommation élevée de légumes crucifères renverse cette prédisposition en diminuant le risque qu'elles ont d'être affectées par cette maladie. Les légumes crucifères doivent donc être considérés comme des armes de défense de première ligne qui empêchent les substances cancérigènes de causer des dommages aux cellules qui mèneraient au développement de cancers.

Au même titre que les autres aliments anti-cancéreux, il est essentiel de manger régulièrement des crucifères pour maximiser la protection contre le cancer. Heureusement pour nous, la très grande variété qui existe actuellement sur le marché permet de profiter au maximum des propriétés bénéfiques de ces légumes sans tomber dans la monotonie. Que ce soit en soupe, sautés ou cuits à la vapeur, trois portions de légumes crucifères au moins par semaine représentent un des changements d'habitudes qui aura le plus de répercussions sur le risque d'être touché par le cancer.

CHAPITRE 11

La famille de l'ail, pour tenir le cancer à distance

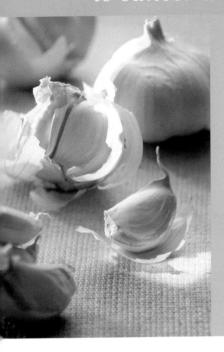

Diallyl
sulfide

Écraser une gousse d'ail ou émincer un oignon sont des actes en apparence banals, qu'on effectue machinalement, sans trop réfléchir. Pourtant, ces gestes simples sont d'une importance capitale pour la prévention du cancer ! En effet, broyer une gousse d'ail entraîne des modifications importantes dans la composition chimique de ce légume : une molécule abondante dans l'ail (l'alliine) est alors transformée par l'action d'une enzyme en allicine, une molécule

TRUC **AIL**

Pour bien profiter des vertus de l'ail, il faut écraser les gousses entières avec le plat d'un grand couteau et les laisser reposer 10 minutes avant de les hacher ou de les passer au presse-ail. De cette manière, les molécules qui occupent des compartiments différents dans la gousse entrent en contact et deviennent actives. Quand, dans une recette, vous devez couper de l'ail et d'autres légumes, commencez par écraser l'ail et, pendant qu'il repose, préparez les autres légumes. Il n'est pas nécessaire de peler les gousses avant de les écraser, elles seront plus faciles à peler après.

très instable qui se transforme à son tour en une trentaine d'autres composés. Ces molécules nouvellement formées ont la particularité non seulement de ne pas passer inaperçues olfactivement mais, plus important encore, de posséder une activité anticancéreuse hors du commun qui confère à l'ail et à ses cousins de nombreuses propriétés bénéfiques pour la prévention du cancer.

Plusieurs études ont montré que les personnes qui consomment régulièrement des légumes de la famille de l'ail ont un risque moindre de développer plusieurs types de cancers, en particulier ceux du système digestif (œsophage, estomac et côlon). La recherche effectuée au cours des dernières années a permis d'identifier au moins deux grands mécanismes par lesquels les légumes de la famille de l'ail jouent ce rôle protecteur. En effet, et c'est probablement là leur principal mode d'action, les molécules odorantes libérées par le broyage de ces légumes possèdent la capacité d'accélérer l'élimination de substances toxiques cancérigènes de notre organisme, ce qui diminue les risques que ces substances s'attaquent à notre matériel génétique et provoquent des mutations pouvant aboutir à un cancer. Défense de première ligne, comme les crucifères, l'ail et ses cousins peuvent donc être considérés comme de véritables gardiens de notre santé qui veillent à limiter les dommages causés par les différents agresseurs toxiques auxquels nous devons faire face quotidiennement.

Les composés anticancéreux de l'ail ne sont cependant pas seulement des molécules de protection ; ils ont aussi le pouvoir de combattre les microtumeurs qui sommeillent en nous. En effet, certains composés formés après le broyage des légumes de la famille de l'ail ont la propriété de stopper la croissance de cellules cancéreuses et même, dans certains cas, de les forcer à se suicider… Décidément, les cellules cancéreuses ont bien raison de détester l'ail !

CHAPITRE 12

Le soja, une source incomparable de phytœstrogènes anticancéreux

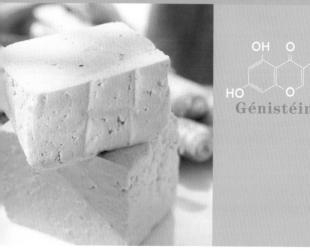

Génistéine

Les phytœstrogènes sont des molécules d'origine végétale qui ressemblent beaucoup aux estrogènes, les hormones sexuelles féminines. Ces estrogènes jouent un rôle central dans le déclenchement du cancer du sein : en effet, lorsque le niveau de ces hormones est trop élevé, il y a stimulation excessive de la croissance des glandes mammaires, et augmentation subséquente du risque de cancer. Puisque les phytœstrogènes ressemblent beaucoup aux estrogènes, ils empêchent ces hormones d'interagir avec les cellules du sein et contribuent du même coup à une baisse du risque de cancer.

TRUC **SOJA**

Se procurer des fèves de soja séchées et rôties est une façon simple d'ajouter du soja dans notre alimentation. Elles sont maintenant disponibles dans toutes les épiceries au rayon des noix (sinon, demandez à votre gérant de les commander). On peut les consommer nature, salées ou grillées. Pour diminuer la quantité de sel, il suffit de mélanger un sac de soja nature avec un sac de soja salé. Très facile à emporter partout (au bureau, dans son sac à main, en randonnée, au golf, en voyage…), c'est une collation salée délicieuse et nourrissante.

Les phytœstrogènes qui existent dans la nature ne se trouvent que dans certains aliments bien particuliers. Les isoflavones sont exclusivement présentes dans le soja, une légumineuse consommée en grande quantité en Asie. Plusieurs études ont suggéré que la consommation régulière d'aliments à base de soja, comme les fèves nature (edamame), le tofu, les fèves rôties ou encore la soupe miso, diminue considérablement le risque d'être affecté par un cancer du sein et que cet effet préventif serait d'autant plus prononcé que la consommation de soja débute en bas âge, avant la hausse marquée des taux d'estrogènes qui accompagne la puberté. Par contre, les isoflavones du soja n'auraient pas les mêmes effets bénéfiques chez les femmes ayant déjà été touchées par un cancer du sein : ces femmes doivent donc faire preuve de modération dans leur consommation de soja. Il est également à proscrire de prendre les isoflavones sous forme de suppléments car les études réalisées jusqu'à présent montrent que ces produits peuvent augmenter le risque de cancer au lieu de le diminuer !

CHAPITRE 13

Tomate et cancer de la prostate : le secret est dans la sauce !

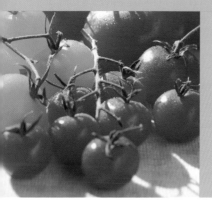

Lycopène

Depuis sa découverte au XVIe siècle par les premiers conquistadors espagnols, la tomate s'est progressivement intégrée aux coutumes alimentaires européennes, en particulier sur les rives de la Méditerranée, pour finalement devenir un des légumes les plus populaires du monde. À la lumière de ce que l'on sait maintenant de ses propriétés bénéfiques, on ne peut que s'en réjouir !

Certaines observations ont montré que l'incidence du cancer de la prostate est plus faible dans les pays où les habitants consomment de nombreux mets à base de tomates, comme l'Italie, l'Espagne et le Mexique, que dans ceux où l'on en consomme moins. On en a déduit que les tomates pourraient contenir des molécules freinant le développement de cette maladie. Il semble que cette protection soit liée à la présence de lycopène, un pigment qui se trouve surtout dans la tomate et qui est d'ailleurs responsable de sa couleur rouge si caractéristique. En effet, d'après plusieurs études, les personnes ayant des taux sanguins de lycopène plus élevés que la moyenne voient leur risque de développer un cancer de la prostate diminuer significativement, d'environ 25 à 30 %.

Pour atteindre un taux de lycopène susceptible d'interférer avec la croissance des cellules précancéreuses prostatiques, il est important de consommer les tomates cuites, idéalement dans un corps gras comme l'huile d'olive, sous forme de sauce par exemple. La cuisson des tomates dans le corps gras augmente la présence de lycopène et le rend beaucoup plus assimilable par les cellules de notre organisme.

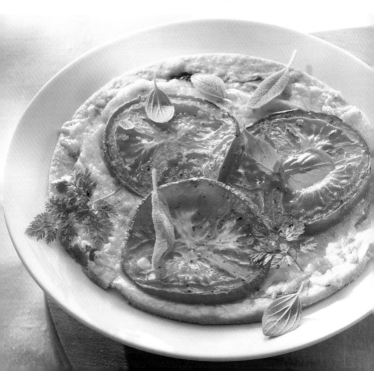

CHAPITRE 14

Les petits fruits, de grands ennemis du cancer

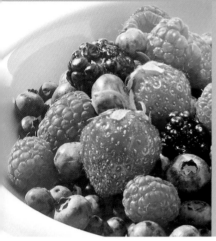

Acide ellagique

Bien que les petits fruits soient surtout reconnus pour leur saveur exquise, ils constituent aussi une source exceptionnelle de molécules anticancéreuses très puissantes qui peuvent véritablement contribuer à diminuer les risques de développer plusieurs types de cancer.

L'acide ellagique, qui se trouve en grande quantité dans les framboises et les fraises, ainsi que les anthocyanidines, principalement associées aux bleuets, ou myrtilles, sont capables de bloquer sélectivement l'activité d'au moins deux protéines essentielles au développement du cancer (les récepteurs au PDGF et au VEGF), interférant avec la formation de nouveaux vaisseaux sanguins à proximité

des tumeurs et les empêchant ainsi d'acquérir l'oxygène et les nutriments essentiels à leur progression.
De leur côté, les proanthocyanidines, associées aux
canneberges et aux myrtilles, sont des molécules
dotées d'un pouvoir antioxydant hors du commun,
et plusieurs études récentes soulignent leur potentiel
à interférer avec plusieurs étapes impliquées dans le
développement du cancer.

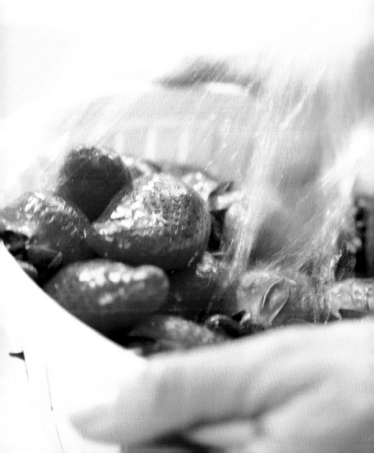

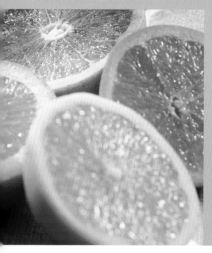

CHAPITRE 15

Les agrumes, beaucoup plus que des vitamines !

Limonène

Longtemps considérés comme des produits de luxe, les agrumes sont maintenant cultivés à grande échelle dans le monde, ce qui nous permet d'avoir un accès facile à ces fruits délicieux et ce, à des coûts très raisonnables. Grand bien nous fasse, car les agrumes non seulement sont une excellente source de vitamine C, mais ils contiennent aussi de grandes quantités de monoterpènes ainsi que de flavanones, deux classes de composés anticancéreux qui jouent un rôle clé dans les effets bénéfiques associés à la consommation régulière d'agrumes.

En fait, de tous les fruits qui ont été étudiés jusqu'à présent, les agrumes sont ceux qui possèdent une des plus fortes activités anticancéreuses. De nombreuses études ont montré que la consommation de ces fruits réduit de moitié le risque de développer plusieurs types de cancers, en particulier ceux du système digestif (œsophage, bouche et estomac). Cet effet est vraisemblablement lié à la capacité des molécules anticancéreuses présentes dans les agrumes (les monoterpènes et les flavanones) d'interférer avec plusieurs processus essentiels au développement des tumeurs, en particulier la croissance des cellules cancéreuses, et de réduire l'inflammation, privant ainsi les tumeurs d'une source importante de stimulateurs de croissance.

Une autre propriété très importante des agrumes qui rend leur consommation régulière si primordiale pour la prévention du cancer est d'augmenter le niveau sanguin d'autres composés anticancéreux présents dans notre alimentation. Par exemple, certains agrumes, notamment le pamplemousse, contiennent des molécules qui bloquent fortement les systèmes d'élimination (appelés cytochrome P450) des molécules étrangères et qui peuvent influencer considérablement la quantité d'autres molécules dans le sang. Si cette propriété peut entraîner des effets secondaires dans le cas des personnes qui consomment des médicaments de certaines classes, il reste qu'en conditions normales, l'augmentation de l'absorption de composés anticancéreux d'origine alimentaire peut avoir des conséquences très positives pour maximiser le potentiel anticancéreux de ces molécules.

Boire un verre de jus d'orange au petit déjeuner est une bonne façon non seulement d'apporter à l'organisme de la vitamine C mais aussi de se protéger contre le développement de plusieurs cancers !

CHAPITRE 16

Le thé vert, pour assoiffer le cancer

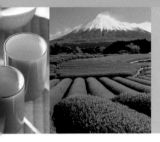

Epigallocatéchine-3-gallate

Le thé vert occupe une place de premier plan dans un régime alimentaire destiné à prévenir le développement du cancer car, de tous les aliments, il est l'un de ceux qui contiennent la plus grande proportion de molécules anticancéreuses. En fait, plus du tiers du poids des feuilles de thé est constitué de catéchines, des molécules qui possèdent la propriété de cibler un grand nombre de processus associés au développement des cellules cancéreuses ! Ce contenu élevé du thé vert en catéchines joue un rôle extrêmement important dans la prévention du cancer car plusieurs études ont montré que la consommation régulière de ce breuvage diminue le risque d'être touché par certains types de cancers, surtout ceux de la vessie et de la prostate. Tant par ses propriétés que par son abondance, la catéchine la plus importante du thé vert, l'EGCG, possède la capacité de bloquer certains mécanismes utilisés par les cellules cancéreuses pour croître et envahir les tissus, notamment en empêchant la formation d'un nouveau réseau de vaisseaux sanguins par le processus d'angiogenèse. Puisque cette angiogenèse représente un préalable essentiel à la progression de tous les cancers, l'inhibition de ce processus provoqué

TRUC **THÉ VERT**

Il existe autant de variétés de thé que de vins, dans le monde. Le goût de ces thés varie beaucoup et c'est en les essayant qu'on apprivoise ces saveurs nouvelles. Il y a en effet de grandes différences entre les thés chinois et japonais et au sein des variétés chinoises et japonaises elles-mêmes. Cependant, se contenter de thé en sachet serait comme goûter un vin de table et en conclure qu'on n'aime pas le vin! En effet, les sachets sont remplis avec les résidus (feuilles brisées) de la récolte. On ne peut pas développer notre goût en n'essayant que du bas de gamme. Essayez donc plutôt du thé en feuilles infusé dans une belle théière (pas de boule métallique qui empêche les feuilles d'être bien hydratées et d'exprimer toute leur saveur) et dégustez-le dans une belle tasse. C'est un plaisir à partager avec des êtres chers, ou un moment de détente en solitaire.

par la consommation quotidienne de thé vert représente sans contredit une des meilleures stratégies actuellement disponibles pour empêcher la progression des micro-tumeurs et ainsi les maintenir dans un état latent, sans danger pour le bon fonctionnement des tissus.

La clé pour profiter pleinement des bienfaits du thé vert est de choisir les variétés qui contiennent les plus fortes quantités de catéchines (et donc d'EGCG) et d'en consommer régulièrement afin de garder des concentrations sanguines de molécules anticancéreuses suffisantes pour attaquer sans relâche les cellules pré-cancéreuses. En ce sens, choisissez de préférence les thés verts japonais, plus riches en catéchines, et laissez infuser les feuilles de 8 à 10 minutes pour extraire le maximum de ces molécules. Préparées de cette façon, trois tasses de thé par jour vous permettront d'atteindre des quantités de catéchines reconnues pour empêcher la progression du cancer.

CHAPITRE 17

Le vin rouge, breuvage quotidien de Mathusalem?

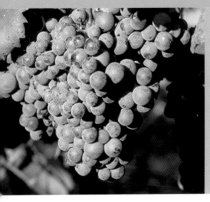

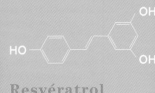

Resvératrol

Le vin rouge est un breuvage très complexe qui contient plusieurs milliers de composés phytochimiques dont le resvératrol, une molécule aux nombreuses propriétés bénéfiques. En effet, cette molécule, qui ne se trouve en quantités appréciables que dans le vin rouge, possède de multiples actions positives sur le système cardiovasculaire et sur la prévention du cancer.

Les études réalisées jusqu'à présent suggèrent que le resvératrol est l'une des seules molécules d'origine nutritionnelle à pouvoir agir simultanément sur plusieurs étapes essentielles à la croissance des cancers, autant en prévenant l'apparition de cellules cancéreuses qu'en empêchant les cellules cancéreuses déjà présentes d'atteindre un stade mature. Même si la plupart de ces résultats ont été obtenus en laboratoire, il est probable que cet effet anticancéreux soit également applicable aux humains, comme en témoignent des études récentes. La clé pour profiter des bienfaits du vin rouge demeure cependant la modération car, à fortes doses, l'alcool est très nocif pour les cellules et augmente considérablement les risques de plusieurs cancers, notamment ceux de la bouche, du foie et du sein.

En plus de ses effets protecteurs contre les maladies du cœur et le développement du cancer, le resvératrol pourrait retarder le vieillissement et aider à préserver les fonctions cérébrales. Le vin rouge, une fontaine de Jouvence ? Certainement pas… Le vin rouge est cependant un bon exemple de l'impact majeur que peut avoir ce que nous mangeons, non seulement pour améliorer notre santé au présent mais également pour retarder le vieillissement prématuré et ainsi maximiser le plus longtemps possible notre qualité de vie. En ce sens, la consommation quotidienne d'un verre de vin rouge, jumelée à une alimentation saine, riche en fruits et légumes, représente une des meilleures combinaisons actuellement connues pour vivre longtemps et en bonne santé.

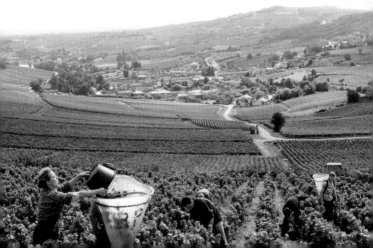

CHAPITRE 18

Le chocolat : quand prévention rime avec passion

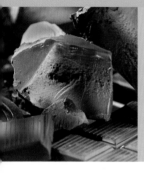

Proanthocyanidine

Au cours de leur conquête du Mexique au XVIe siècle, les Espagnols observèrent que les Aztèques consommaient de grandes quantités de ce qu'ils appelaient le *xocoalt*, un breuvage très amer fabriqué à partir des fèves de cacao. Sans le savoir, ils venaient de découvrir ce qui allait devenir un véritable objet de passion et de plaisir gastronomique !

Le chocolat noir constitué de 70 % de pâte de cacao n'est pas qu'un aliment au goût plaisant, il a également de multiples effets positifs sur la santé. De nombreux travaux ont montré que la pâte de cacao contient des quantités très élevées de certains polyphénols, les proanthocyanidines, des molécules qui possèdent des propriétés bénéfiques pour la santé. Ces polyphénols sont très semblables à ceux trouvés dans d'autres aliments connus pour leur effet préventif contre le cancer, notamment le thé vert, les petits fruits et les oignons ; il est donc probable que ces molécules présentes dans le chocolat provoquent des effets positifs similaires.

TRUC CHOCOLAT

Collation sucrée et santé, deux carrés de chocolat noir à 70 % suffisent à calmer une fringale tout en apportant une bonne dose de polyphénols bénéfiques et encore plus de plaisir !

D'ailleurs, certaines études récentes réalisées sur des animaux de laboratoire montrent que l'administration d'extraits de pâte de cacao retarde de manière significative le développement de certains cancers provoqués par des substances cancérigènes. Des recherches plus poussées sont nécessaires pour confirmer les bienfaits du chocolat sur la prévention du cancer, mais ces résultats sont très encourageants, d'autant plus que la consommation régulière de chocolat ne devrait pas provoquer trop de désagréments aux personnes soucieuses de leur santé ! Il est cependant important de noter que des études précédentes ont prouvé que le lait empêche l'absorption des polyphénols du chocolat noir, neutralisant du même coup ses bienfaits ; il est donc préférable de toujours consommer le chocolat noir sans boire de lait.

Le chocolat, même noir, est toutefois un aliment très riche en calories, qu'il faut consommer avec modération. Les bienfaits associés au chocolat seront donc plus importants si sa consommation régulière permet de réduire l'apport en sucreries diverses bourrées de matières grasses, de sucre, et sans aucun composé bénéfique pour la santé. Dans le cadre d'un tel régime, il ne fait aucun doute que la consommation quotidienne de 20 g de chocolat noir à 70 % représente une façon simple, efficace et délicieuse de prévenir le développement de maladies cardiovasculaires et du cancer. Le chocolat noir est donc l'exemple parfait d'un aliment à la fois bon au goût et bon pour la santé !

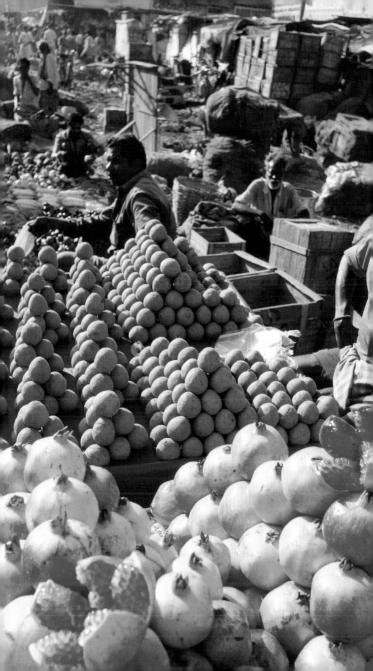

TROISIÈME *partie*

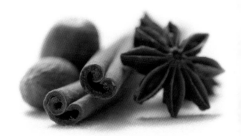

CHAPITRE 19

Maintenant, à vos casseroles !

Si les aspects théoriques qui étayent le rôle important de l'alimentation dans la prévention du cancer sont souvent complexes et difficiles à assimiler, la mise en pratique de ces principes est, quant à elle, extrêmement agréable ! Comme nous l'avons mentionné plus tôt, prévenir le cancer par l'alimentation, c'est d'abord et avant tout apprendre à mieux connaître les grandes traditions culinaires du monde, profiter de cet héritage culturel d'une valeur inestimable légué par des millions de femmes qui se sont préoccupées de l'impact de la nourriture sur la santé de leur famille et ont multiplié les tentatives afin d'identifier les combinaisons d'aliments procurant le plus de plaisir et de bien-être. Avoir accès à ces grandes cuisines millénaires, c'est donc non seulement apprendre à connaître un aspect de la culture des plus grandes civilisations ayant marqué l'évolution de l'homme, mais également saisir l'occasion de profiter de l'impact positif que ces traditions ont sur la santé.

Pour y parvenir, nous avons proposé aux chefs le défi d'élaborer des recettes qui répondent aux critères suivants :

utiliser des fruits, légumes et épices bien établis par la recherche scientifique comme sources importantes de molécules anticancéreuses;

respecter l'authenticité culturelle des recettes en favorisant les combinaisons d'ingrédients sélectionnés par les traditions culinaires;

préparer des recettes simples, rapides à réaliser avec des ingrédients facilement accessibles;

et, évidemment, nous concocter des plats au goût délicieux!

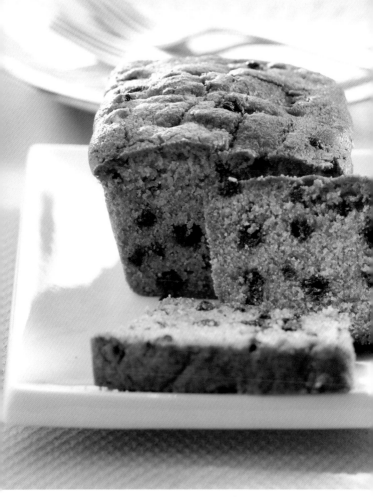

QUATRE-QUARTS AU SON DE BLÉ ET AUX MYRTILLES

Quatre-quarts
au son de blé
et aux myrtilles

Temps de préparation : 1 h 15
Difficulté : moyenne

1 pain

200 g (¾ tasse) de sucre

175 ml (¾ tasse) d'huile végétale

2 œufs

100 g (⅔ tasse) de farine

100 g (1 ¼ tasse) de son de blé

150 g (1 tasse) de myrtilles

Préchauffer le four à 190 °C.

Dans un bol, fouetter le sucre et l'huile.

Ajouter les œufs, un à la fois.

Ajouter la farine et le son de blé et bien mélanger.

Ajouter les myrtilles et remuer doucement.

*Verser dans un moule à pain de 23 × 13 cm
beurré et fariné.*

Cuire au four de 35 à 40 min.

*Laisser reposer dans le moule 10 min avant
de démouler.*

**Philippe Castel, élu chef santé de l'année
2004 par ses pairs**

Gelée
de canneberges
à l'érable et à l'orange

Temps de préparation : 20 minutes　　　　　**4 portions**
Difficulté : facile

On prélève le zeste des agrumes à l'aide d'un zesteur ou d'un simple couteau économe. Il est important de bien séparer l'écorce de la partie blanchâtre et amère située dessous. N'oubliez pas de bien laver le fruit avant de procéder.

300 g (2 tasses) de canneberges
175 ml (¾ tasse) de sirop d'érable foncé
Le zeste d'une orange
2 oranges, en quartiers

Porter les canneberges et le sirop d'érable à ébullition.

Ajouter le zeste et réduire le feu. Laisser mijoter 10 min à découvert.

Ajouter les oranges et cuire 5 min à feu doux.

**Éric Harvey, chef – enseignant
à l'École hôtelière de la Capitale à Québec**

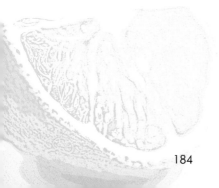

Muesli

Temps de préparation : 45 minutes **Environ 30 portions**
Difficulté : facile

Ce muesli se conserve un mois à température ambiante. Un mélange nourrissant qui permet d'éviter joyeusement les tentations du fast-food !

630 g (7 tasses) de flocons d'avoine
240 g (2 tasses) de graines de tournesol
125 ml (½ tasse) d'huile d'olive
150 g (¾ tasse) de miel de sarrasin
60 g (½ tasse) de graines de sésame
240 g (2 tasses) d'amandes effilées
1 c. à soupe (par portion) de graines de lin,
fraîchement moulues
50 g (¼ tasse) de canneberges séchées par portion
Lait au goût

Préchauffer le four à 190 °C.

Dans une grande lèchefrite, mélanger les flocons d'avoine, les graines de tournesol, l'huile d'olive et le miel. Saupoudrer de graines de sésame.

Cuire au four à découvert. Remuer toutes les 5 min si on utilise un four à convection ou toutes les 20 min si on a un four ordinaire.

Quand les céréales commencent à dorer uniformément, ajouter les amandes et poursuivre la cuisson jusqu'à ce que les céréales soient bien dorées.

Sortir du four et laisser refroidir complètement avant de transvider dans des contenants hermétiques en verre ou en métal.

Au moment de servir, ajouter les graines de lin, les canneberges et le lait dans chaque bol individuel.

Richard Béliveau

Crêpes aux céréales

Temps de préparation : 45 minutes   **Environ 8 crêpes**
Difficulté : moyenne

200 g (1 tasse) de céréales concassées multigrains
(8 grains de préférence)
100 g (½ tasse) de millet
40 g (⅓ tasse) de graines de lin
100 g (⅔ tasse) de farine de sarrasin
½ c. à café de levure chimique (poudre à lever)
4 c. à soupe de bicarbonate de soude
Une pincée de sel
1 œuf
125 ml (½ tasse) de lait
1 c. à café de vanille
250 ml (1 tasse) d'eau

*Moudre les trois premiers ingrédients à l'aide
d'un moulin à café. Mélanger avec tous les autres
ingrédients secs à l'aide d'une cuillère.*

*Dans un autre bol, battre l'œuf avec les ingrédients
liquides à l'aide d'une fourchette.*

*Réunir les deux préparations et bien mélanger. Laisser
reposer de 5 à 10 min afin que la pâte épaississe.*

*Bien huiler un poêlon et verser la quantité de pâte
désirée. Cuire sur feu moyen.*

*Couvrir le poêlon afin que l'intérieur de la crêpe
cuise bien.*

*Lorsque la crêpe est cuite d'un côté, la retourner
à l'aide d'une spatule. Vérifier attentivement
la cuisson. Compter de 7 à 10 min de cuisson en tout.*

*Procéder de la même façon pour la cuisson
des autres crêpes.*

*Servez ces crêpes avec du fromage cottage
et des petits fruits frais ou décongelés.*

**Jean Vachon, chef – enseignant
à l'École hôtelière de la Capitale à Québec**

Pain
aux marrons,
aux noix et au vin rouge

Temps de préparation : 2 heures
Difficulté : moyenne   **1 pain**

L'aveline est une amande à coque dure qui pousse
principalement dans les régions de la Sicile
et du Piémont, en Italie. On lui donne le nom
de «noisette franche» dans certains pays.

2 c. à soupe de beurre
1 oignon, haché
1 branche de céleri, hachée finement
4 gousses d'ail, écrasées
350 g (2 ⅓ tasses) de marrons frais ou
en conserve, écrasés grossièrement
360 g (3 tasses) de noix de cajou moulues
100 g (¾ tasse) d'avelines moulues
100 g (⅔ tasse) de cheddar fort, râpé
150 ml (⅔ tasse) de vin rouge sec
3 c. à soupe de persil frais, haché
1 c. à soupe de cognac
½ c. à café de paprika
Une pincée de thym moulu
2 œufs
Sel et poivre du moulin

GARNITURE
Brins de persil frais
Tranches de tomate
Rondelles de citron

Beurrer un moule à pain de 23 × 13 cm.

Faire fondre le beurre dans une poêle. Cuire
l'oignon et le céleri 7 min à feu moyen-vif.
Ajouter l'ail et cuire de 2 à 3 min de plus.

Préchauffer le four à 180 °C.

Retirer la poêle du feu et ajouter tous les autres ingrédients en assaisonnant généreusement de sel et de poivre.

Passer au mixeur pour obtenir une consistance homogène.

Verser dans le moule. Couvrir avec du papier d'aluminium et cuire 1 h au four.

Enlever le papier d'aluminium et cuire 15 min de plus.

Vérifier la cuisson ; le centre du pain doit être ferme au toucher.

Sortir le pain du four et laisser reposer 4 ou 5 min avant de décoller les bords à l'aide d'un couteau plat.

Démouler dans une assiette chaude.

Décorer de brins de persil, de tranches de tomate et de rondelles de citron avant de servir.

Jean Vachon, chef – enseignant
à l'École hôtelière de la Capitale à Québec

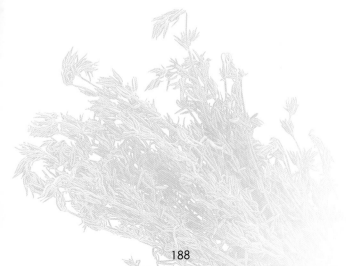

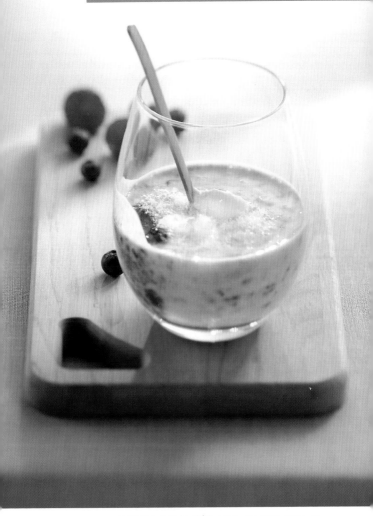

BOISSON VELOUTÉE AUX PETITS FRUITS

Boisson veloutée
aux petits fruits

Temps de préparation : 5 minutes　　　　**Environ 1,5 litre**
Difficulté : facile

Cette boisson rafraîchissante est inspirée du lhassi, *un délice fort populaire en Inde. La recette traditionnelle met en vedette le yogourt nature et la mangue, mais nous vous offrons ici une variante très intéressante à base de yogourt et de petits fruits.*
Hors saison, utilisez des petits fruits congelés et réduisez la quantité de glace pilée.

1 kg (4 tasses) de yogourt nature
60 g (¼ tasse) de sucre
175 ml (¾ tasse) d'eau
250 ml (1 tasse) de purée de petits fruits, frais ou congelés
250 g (1 tasse) de glace pilée

Mélanger tous les ingrédients à l'aide du robot ou au mixeur jusqu'à consistance onctueuse. Servir frais.

Jean Vachon, chef – enseignant
à l'École hôtelière de la Capitale à Québec

Barres tendres
énergétiques

Temps de préparation : 15 minutes
Difficulté : moyenne

12 barres

250 g (2 ¾ tasses) de flocons d'avoine
120 g (1 tasse) de graines de sésame
35 g (⅓ tasse) de graines de pavot
40 g (⅓ tasse) de graines de lin
70 g (⅓ tasse) de raisins secs
100 g (¾ tasse) de pacanes (noix de pécan)
¼ c. à café de gingembre frais, haché
¼ c. à café de cannelle moulue
350 g (1 ¾ tasse) de miel

*Dans un grand bol, bien mélanger tous
les ingrédients, sauf le miel.*

*Dans une petite casserole, chauffer le miel jusqu'à
ce que le thermomètre à bonbons atteigne 117 °C.*

*Verser le miel chaud sur les ingrédients secs
et bien remuer.*

Verser dans un moule rectangulaire beurré.

*Laisser refroidir dans le réfrigérateur avant
de découper en 12 barres de même grosseur.*

**Éric Harvey, chef – enseignant
à l'École hôtelière de la Capitale à Québec**

Biscuits sablés
à l'avoine
et au gingembre

24 biscuits

Temps de préparation : 1 h 15
Difficulté : moyenne

70 g (¾ tasse) de flocons d'avoine

240 g (1 tasse) de beurre

240 g (1 tasse) de cassonade ou de sucre roux

1 c. à café de gingembre moulu

225 g (1 ¾ tasse) de farine tout usage non blanchie

30 à 60 g (½ à 1 tasse) de gingembre cristallisé,
haché finement

Préchauffer le four à 180 °C.

*Hacher les flocons d'avoine à l'aide du robot
et réserver.*

*Mélanger le beurre et la cassonade jusqu'à ce que
la texture soit légère.*

*Ajouter le gingembre moulu, les flocons d'avoine,
la farine et le gingembre cristallisé.*

*Avec les mains, tasser la préparation dans un
grand moule à gâteau rectangulaire de 30 × 25 cm.*

*À l'aide d'un couteau, faire des incisions en forme
de carrés, de losanges, de triangles ou de rectangles
à la surface de la pâte.*

*Cuire au four de 30 à 35 min, jusqu'à ce que
le dessus soit doré.*

*Découper les biscuits le long des lignes d'incision
pendant qu'ils sont encore chauds. Laisser
refroidir complètement avant de servir.*

**Susan Sylvester, chef – enseignante
à l'École hôtelière de la Capitale à Québec**

Fraîcheur
de pamplemousse
à la menthe

Temps de préparation : 15 minutes
Difficulté : facile

2 gros pamplemousses
1 bouquet de menthe fraîche
4 c. à soupe de sucre de canne
4 tranches d'orange

*À l'aide d'un couteau bien affûté, peler
les pamplemousses à vif au-dessus d'un grand bol
(pour ne pas perdre le jus) en prenant soin
de bien retirer la pelure ainsi que la chair blanche
qui adhère aux fruits.*

*Couper les pamplemousses en quartiers
et les mettre dans le bol avec leur jus.*

*Hacher grossièrement les feuilles de menthe
et les ajouter aux pamplemousses. Couvrir
et laisser macérer 1 h dans le réfrigérateur.*

*Passer le bord de 4 coupes à dessert ou de 4 verres
dans un peu de jus de pamplemousse, puis dans
le sucre de canne.*

*Servir les quartiers de pamplemousse dans
les coupes givrées et garnir chaque portion avec
une tranche d'orange. Servir bien froid.*

Philippe Castel,
élu chef santé de l'année 2004 par ses pairs

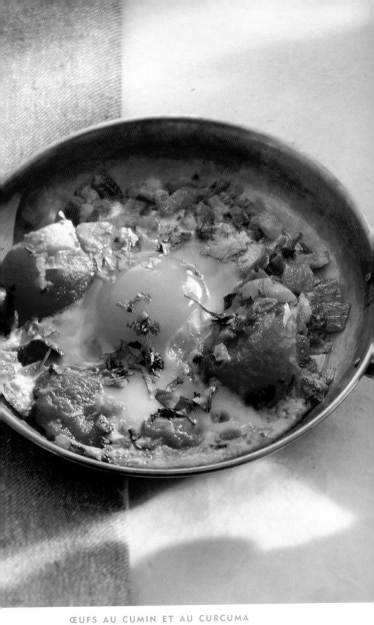

ŒUFS AU CUMIN ET AU CURCUMA
À L'INDIENNE

Œufs au cumin
et au curcuma
à l'indienne

Temps de préparation : 30 minutes   **2 à 4 portions**
Difficulté : facile

*Voici une belle façon de réintroduire les œufs,
si bons pour la santé, dans notre alimentation.
Cette recette offre un magnifique contraste
de couleurs et de saveurs.*

Un filet d'huile d'olive

1 gros oignon, haché

2 ou 3 gousses d'ail, hachées

1 c. à café de curcuma moulu

2 c. à café de cumin moulu

340 g (2 ¼ tasses) de tomates à l'étuvée en conserve

Sel et poivre du moulin

4 œufs

7 g (¼ tasse) de coriandre fraîche, hachée

*Chauffer l'huile d'olive dans une grande poêle.
Faire revenir l'oignon et l'ail jusqu'à
ce qu'ils soient transparents.*

Ajouter le curcuma et le cumin et remuer 1 à 2 min.

*Ajouter les tomates, saler et poivrer. Laisser
mijoter environ 20 min, jusqu'à épaississement.*

*Faire 4 « nids » dans la préparation et déposer
1 œuf dans chacun en prenant soin de ne pas
crever le jaune.*

*Continuer la cuisson jusqu'à ce que les blancs
d'œufs soient cuits.*

Garnir de coriandre et servir.

Richard Béliveau

Lait aux myrtilles
et au gingembre

Temps de préparation : 20 minutes   **4 portions**
Difficulté : facile

*Le tofu soyeux a la consistance d'un flan.
Il est souvent utilisé pour faire des mayonnaises
et des crèmes pauvres en matière grasse. On le
trouve dans les supermarchés et les magasins
d'aliments naturels ainsi que dans les épiceries
asiatiques.*

800 ml (3 ⅓ tasses) de lait ou lait de soja nature

110 g (¾ tasse) de tofu soyeux

300 g (2 tasses) de myrtilles fraîches ou congelées

1 c. à soupe de gingembre frais, râpé

60 ml (¼ tasse) de sirop d'érable

1 poire, en gros morceaux (facultatif)

2 c. à soupe de germe de blé (facultatif)

*À l'aide du mixeur, battre le lait, le tofu,
les myrtilles, le gingembre et le sirop d'érable
jusqu'à obtenir une consistance homogène
en augmentant graduellement la vitesse.*

*Verser dans des verres dont le bord aura été
préalablement givré avec du jus de citron
et du sucre de canne.*

*Facultatif : enfiler les morceaux de poire sur
4 brochettes en bois. Tourner les brochettes dans
une assiette contenant le germe de blé en enrobant
les poires uniformément. Servir chaque verre
avec une brochette.*

**Steve McCandless, chef – copropriétaire
du bistro *Le Clocher Penché* à Québec**

Nectar velouté
aux fruits des champs

Temps de préparation : 10 minutes   **6 portions**
Difficulté : facile

Cette boisson rafraîchissante et nourrissante permet de profiter des propriétés anticancer de tous les petits fruits.

100 g (²/₃ tasse) de fraises
100 g (²/₃ tasse) de framboises
75 g (½ tasse) de canneberges
75 g (½ tasse) de myrtilles
1 banane
70 g (⅓ tasse) de miel
300 g (1 ¼ tasse) de yogourt nature

GARNITURE
6 cerises de terre
6 feuilles de menthe fraîche

Mélanger tous les ingrédients à l'aide du robot ou du mixeur.

Verser dans des coupes à vin et garnir chaque portion avec une cerise de terre et une feuille de menthe.

Jean-Pierre Cloutier, chef – propriétaire du *Café-restaurant du Musée* à Québec

Pâté végétarien
au tofu et aux lentilles

Temps de préparation : 1 h 30   **4 portions**
Difficulté : moyenne

Ce pâté est excellent servi avec une sauce tomate. Accompagnez-le d'une salade d'épinards, de laitue ou d'endives.

110 g (½ tasse) de lentilles en conserve, rincées et égouttées

260 g (1 ¾ tasse) de tofu ferme, râpé

20 g (¼ tasse) de son de blé

10 g (⅓ tasse) de persil frais, haché

40 g (¼ tasse) d'oignons, hachés finement

50 g (½ tasse) de champignons, hachés finement

2 c. à soupe de moutarde de Dijon

3 œufs

60 ml (¼ tasse) de sauce soja

2 gousses d'ail, hachées

¼ c. à café de poivre noir

1 c. à café de curcuma moulu

Préchauffer le four à 200 °C. Huiler un moule à pain avec de l'huile d'olive.

Réduire les lentilles en purée à l'aide du mixeur ou du robot.

Dans un grand bol, mélanger les lentilles avec tous les autres ingrédients.

Avec les mains, bien presser la préparation dans le moule.

Cuire au four environ 1 h. Laisser reposer 10 min avant de démouler.

**Marlène Gagnon, chef – enseignante
à l'École hôtelière de la Capitale à Québec**

Pâté aux amandes

Temps de préparation : 45 minutes
Difficulté : moyenne

6 à 8 portions

Ce pâté est délicieux avec des petits pains,
des biscottes et des galettes de riz. Il fait aussi
une excellente garniture à sandwiches avec
quelques feuilles de laitue bien croquantes.

120 g (1 tasse) d'amandes
60 g (1 tasse) de chapelure de pain de grains entiers
75 g (½ tasse) de tofu soyeux
120 g (1 tasse) de poivrons rouges, en dés
1 branche de céleri, hachée
1 gousse d'ail
3 c. à soupe de levure alimentaire
2 c. à soupe de sauce soja
½ c. à café de sauge séchée
½ c. à café de thym séché
1 c. à soupe de ciboulette fraîche, hachée

GARNITURE
Rondelles de poivron rouge
Bâtonnets de céleri
Brins de persil frais

Moudre finement les amandes à l'aide
du mixeur. Mélanger la poudre d'amandes
avec la chapelure.

Battre le tofu, les poivrons, le céleri et l'ail
à l'aide du mixeur.

Mélanger les préparations d'amandes et de tofu
dans un grand bol. Ajouter la levure, la sauce soja
et les fines herbes. Bien remuer.

Huiler légèrement un moule de 23 × 12 cm.

Tapisser les bords intérieurs du moule avec les rondelles de poivron, les bâtonnets de céleri et les brins de persil.

Verser la préparation dans le moule en la pressant bien contre les parois. Couvrir et laisser reposer dans le réfrigérateur pendant 1 h avant de servir.

**Jean Vachon, chef – enseignant
à l'École hôtelière de la Capitale à Québec**

Thé parfumé
à l'indienne

Temps de préparation : 20 minutes
Difficulté : facile

2 litres

En Inde, on donne le nom de chaï *à ce thé qui fait partie du rituel quotidien de la plupart des habitants. Pour ouvrir les graines de cardamome, écrasez-les simplement avec le plat d'un grand couteau.*

1,5 litre (6 tasses) d'eau
8 tranches de gingembre frais
12 clous de girofle entiers
1 anis étoilé (badiane)
¼ c. à café de graines de fenouil
7 graines de cardamome, ouvertes
½ bâton de cannelle
3 sachets de thé vert
500 ml (2 tasses) de lait
4 c. à soupe de miel

Porter l'eau à ébullition.

Réduire le feu, puis ajouter le gingembre et les épices. Laisser mijoter de 5 à 10 min.

Ajouter les sachets de thé et laisser infuser 5 min.

Ajouter le lait et le miel. Passer le thé et servir chaud ou froid.

**Jean Vachon, chef – enseignant
à l'École hôtelière de la Capitale à Québec**

Sandwiches
aux portobellos et à la mozzarella

Temps de préparation : 40 minutes
Difficulté : moyenne

4 portions

Si vous ne trouvez pas de portobellos dans votre région, vous pouvez faire cette recette avec d'autres variétés de champignons à chapeau très large.

4 portobellos

60 ml (¼ tasse) d'huile d'olive

Sel marin et poivre du moulin

8 tranches de pain au levain

40 g (⅓ tasse) de mozzarella

150 g (½ tasse) de pesto de basilic ou de cresson

Luzerne (facultatif)

Chauffer le four à 200 °C. Retirer les pieds des champignons. Arroser les chapeaux d'huile d'olive. Saler et poivrer.

Ranger les chapeaux sur une plaque de cuisson, lamelles vers le haut, et les griller de 12 à 15 min à température maximale.

Griller les tranches de pain.

Couper les champignons en tranches de 1 cm d'épaisseur.

Couper la mozzarella en tranches de même épaisseur que les champignons.

Sur la plaque de cuisson, alterner les tranches de fromage et les tranches de champignon. Cuire au four de 5 à 6 min, jusqu'à ce que le fromage soit bien fondu.

Servir sur 4 tranches de pain, napper de pesto et couvrir avec les autres tranches de pain.

Garnir de luzerne (facultatif).

Steve McCandless, chef – copropriétaire du bistro *Le Clocher Penché* à Québec

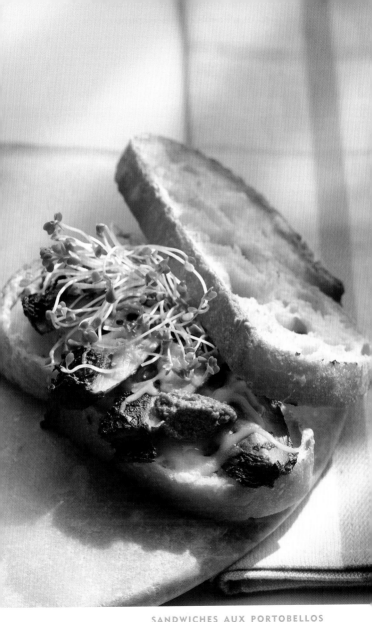

SANDWICHES AUX PORTOBELLOS
ET À LA MOZZARELLA

Terrine
du potager

Temps de préparation : 2 heures
Difficulté : moyenne

8 à 12 portions

200 g (1 tasse) de lentilles vertes sèches,
lavées et égouttées

500 ml (2 tasses) d'eau froide

1 poireau

100 g (½ tasse) de carottes, en rondelles

1 oignon, en gros cubes

3 c. à soupe d'huile d'olive

75 g (⅓ tasse) de haricots de soja non salés, concassés

1 c. à soupe de basilic séché

2 c. à soupe de cassonade ou de sucre roux

Sel et poivre du moulin

2 œufs

75 g (¾ tasse) de germe de blé

75 g (½ tasse) de farine de blé

3 c. à soupe de persil frais, haché

1 c. à soupe d'ail, haché

*Mettre les lentilles dans une casserole avec l'eau
et un peu de sel. Couvrir, porter à ébullition
et cuire à feu doux 30 min.*

*Fendre le poireau sur la longueur et le laver en
frottant minutieusement l'intérieur des feuilles.
Hacher grossièrement.*

*À l'aide du robot, hacher finement les carottes,
l'oignon et le poireau.*

*Dans un grand bol, mélanger les lentilles, l'huile
d'olive, les légumes, les haricots de soja, le basilic
et la cassonade. Saler, poivrer et bien mélanger.*

*Dans un autre bol, mélanger les œufs, le germe
de blé, la farine, le persil et l'ail. Incorporer le tout
dans le premier bol et bien mélanger.*

Verser dans un moule de 23 × 13 cm et cuire
au four à 180 ºC pendant 40 min. Laisser refroidir
avant de servir.

Christophe Alary, chef – enseignant
à l'École hôtelière de la Capitale à Québec,
élu chef de l'année 2004 par ses pairs

Edamames
au sel de Guérande

Temps de préparation : 10 minutes   **Environ 500 g**
Difficulté : facile

Voici la façon la plus simple de consommer du soja.
L'edamame est une variété de soja originaire de
l'est de l'Asie. Le mot edamame *signifie « haricot*
sur branche ». On consomme ces haricots verts
avant maturité en pressant la cosse non comestible
entre les dents. L'edamame est une des meilleures
sources d'isoflavones disponibles. Faites comme
les Japonais et consommez-les aussi comme
amuse-gueules !

1 paquet de 500 g d'edamames encore congelés
Sel de Guérande ou gros sel

Porter une grande casserole d'eau salée à ébullition.
Ajouter les edamames. À la reprise de l'ébullition,
compter 5 min de cuisson.
Égoutter et mettre dans un plat de service. Saler.

Richard Béliveau

CONCOMBRE ET ALGUES WAKAMÉ AU SÉSAME

Concombre
et algues wakamé au sésame

Temps de préparation : 45 minutes
Difficulté : facile

4 portions

La façon la plus simple de griller les graines de sésame est de les étaler sur une plaque à pâtisserie antiadhésive et de les mettre au four 10 minutes à 180 °C. Surveillez-les attentivement et remuez-les à mi-cuisson pour les empêcher de brûler. Conservez-les dans une boîte métallique hermétique.

1 concombre anglais, lavé et coupé en fines rondelles
Sel marin fin
100 g d'algues wakamé, réhydratées 5 min dans de l'eau froide
Graines de sésame, grillées

VINAIGRETTE
60 ml (¼ tasse) de sauce soja
60 ml (¼ tasse) de vinaigre de riz
2 c. à café de sucre
2 c. à soupe de dashi (voir p. 221)

Préparer la vinaigrette en mélangeant tous les ingrédients qui la composent dans un bol.
Mettre les rondelles de concombre dans un tamis et saupoudrer de sel. Laisser dégorger environ 30 min.
Couper les algues en carrés de 2 cm.
Rincer et égoutter les concombres, puis les disposer dans un plat de service.
Ajouter les algues et arroser de vinaigrette.
Parsemer de graines de sésame et servir.

**Jean Vachon, chef – enseignant
à l'École hôtelière de la Capitale à Québec**

Tartinade
au tofu
et aux graines de lin

Temps de préparation : 10 minutes   **4 portions**
Difficulté : facile

Cette tartinade est encore plus savoureuse
avec des craquelins ou des crudités ou encore
en sandwich avec de la laitue.

150 g (1 tasse) de tofu ferme
1 oignon vert, haché
20 g (¼ tasse) de feuilles de céleri, hachées
80 g (⅓ tasse) de mayonnaise
4 c. à soupe de graines de lin, moulues
50 g (¼ tasse) de carottes, râpées
60 ml (¼ tasse) de jus de citron vert, fraîchement pressé
1 c. à café de curcuma moulu
1 c. à soupe de moutarde forte
1 c. à soupe de sauce soja
Sel et poivre du moulin

Hacher le tofu à l'aide du robot ou d'une râpe.
Ajouter le reste des ingrédients et bien remuer.

Marlène Gagnon, chef – enseignante
à l'École hôtelière de la Capitale à Québec

Tomates
cerises marinées

Temps de préparation : 1 h 10
Difficulté : facile

4 portions

*Servez ces tomates accompagnées de mesclun,
d'épinards, d'endives, de cresson ou de luzerne.
Vous pouvez remplacer les tomates cerises par
des tomates ordinaires coupées en quartiers.*

20 tomates cerises, coupées en deux

VINAIGRETTE

2 gousses d'ail, hachées finement

1 c. à café de sirop d'érable

7 g (¼ tasse) de persil frais, haché finement

2 c. à soupe de vinaigre de vin rouge ou autre

60 ml (¼ tasse) d'huile de noix

2 c. à soupe de jus de citron, fraîchement pressé

2 c. à soupe de ciboulette fraîche

Sel et poivre du moulin

*Bien mélanger tous les ingrédients qui composent
la vinaigrette.*

*Faire mariner les tomates dans la vinaigrette
au moins 1 h avant de servir.*

**Marlène Gagnon, chef – enseignante
à l'École hôtelière de la Capitale à Québec**

Dumplings
à la thaïlandaise

Temps de préparation : 1 heure　　　　**20 dumplings**
Difficulté : moyenne

*Si vous n'aimez pas la cuisson à l'huile, n'hésitez pas
à faire cuire ces dumplings à la vapeur. Servez-les
avec la sauce pour rouleaux à la thaïlandaise (voir
p. 320).*

200 g de porc haché
2 c. à soupe d'oignons verts, hachés finement
2 gousses d'ail, hachées finement
Poivre du moulin
1 ½ c. à café de gingembre frais, haché ou râpé finement
4 c. à café de sauce soja
20 feuilles de pâte à raviolis chinois (wonton)
Fécule de maïs
Huile d'olive
60 ml (¼ tasse) d'eau

*Dans un grand bol, mélanger la viande, les oignons
verts, l'ail, le poivre, le gingembre et la sauce soja.*

Découper les pâtes à raviolis pour obtenir 20 cercles.

*Dans un petit bol, délayer la fécule de maïs dans
un peu d'eau froide.*

*Placer une petite quantité de viande sur la moitié
d'un cercle de pâte. Humecter le tour de la pâte
avec la fécule de maïs délayée. Refermer chaque
dumpling en formant une demi-lune. Huiler
chaque dumpling avec les mains. Procéder
de la même façon pour faire 20 dumplings.*

*Verser un peu d'huile d'olive dans une sauteuse. Cuire
les dumplings à feu moyen-vif jusqu'à ce qu'ils soient
colorés des deux côtés. Verser l'eau et couvrir. Cuire
de 1 à 2 min et servir immédiatement.*

**Jean Vachon, chef – enseignant
à l'École hôtelière de la Capitale à Québec**

Bouchées
multigrains
au guacamole

Temps de préparation : 15 minutes　　　　**4 portions**
Difficulté : facile

*Pour monder les tomates, enlevez le pédoncule
et faites une petite incision en forme de croix dans
la partie inférieure. Plongez-les 10 secondes dans
l'eau bouillante, puis mettez-les dans l'eau froide
pour arrêter la cuisson. Retirez ensuite
la peau à l'aide d'un petit couteau bien affûté.
Si vous n'avez pas envie de biscottes, servez
ce guacamole avec des crudités.*

1 avocat bien mûr, dénoyauté et pelé
Le jus d'un citron vert, fraîchement pressé
1 c. à soupe d'huile d'olive
3 c. à soupe de tomates mûres, mondées,
épépinées et coupées en cubes
2 c. à café d'oignons, hachés finement
Sel
2 gouttes de tabasco
12 biscottes multigrains cuites au four

*À l'aide du robot, réduire l'avocat en purée
avec le jus de citron vert et l'huile d'olive.*

*Verser dans un bol et ajouter tous les autres
ingrédients, sauf les biscottes. Bien mélanger
et utiliser pour tartiner les biscottes.*

**François Rousseau, chef – enseignant
à l'École hôtelière de la Capitale à Québec**

Guacamole
à l'orientale

Temps de préparation : 20 minutes   **4 portions**
Difficulté : facile

Vous apprécierez particulièrement ce guacamole avec des crudités ou du pain pita grillé. Le sambal œlek est un condiment d'origine indonésienne à base de piments forts, de sel et de vinaigre. On peut s'en procurer dans les épiceries orientales ainsi que dans plusieurs supermarchés et boutiques spécialisées.

2 avocats

80 g (½ tasse) d'oignons rouges, hachés

75 g (½ tasse) de tomates mûres, en dés

3 c. à soupe de saké (facultatif)

½ c. à café d'ail, haché

2 c. à soupe de gingembre frais, haché

Le jus d'un demi-citron vert, fraîchement pressé

Le zeste d'un demi-citron vert

1 c. à soupe de coriandre fraîche, hachée

80 g (½ tasse) d'oignons verts, émincés

2 c. à soupe d'huile d'olive

½ c. à café de sambal œlek ou de pâte de piment

Couper les avocats en deux, dénoyauter et retirer la chair à l'aide d'une cuillère.

Écraser la chair d'avocat à l'aide d'une fourchette et ajouter tous les autres ingrédients. Bien mélanger.

Florence Albernhe, chef – propriétaire du restaurant *Le Grain de riz* à Québec

Tomates
farcies à la mexicaine

Temps de préparation : 1 heure   **8 portions**
Difficulté : moyenne

*Le piment Jalapeño est principalement cultivé
au Mexique. Son nom rappelle la ville de Jalapa,
située dans l'État de Véracruz. Il est vert, plutôt
dodu, et mesure environ 5 cm. On le connaît
aujourd'hui dans le monde entier où il est vendu
dans la plupart des supermarchés.*

1 avocat
Le jus de 2 citrons verts, fraîchement pressé
60 g (½ tasse) de quinoa
8 grosses tomates bien fraîches
et parfaitement mûres
100 g (½ tasse) de concombres, épépinés et hachés
60 g (½ tasse) de poivrons rouges,
épépinés et hachés
8 petits oignons verts, hachés finement
95 g (½ tasse) de maïs, cuit
110 g (½ tasse) de haricots noirs en conserve,
rincés et égouttés
60 ml (¼ tasse) d'huile d'olive extravierge
15 g (½ tasse) de coriandre fraîche, hachée
2 c. à soupe de piments Jalapeño frais,
hachés finement
2 c. à soupe de cumin moulu
Sel et poivre du moulin

*Hacher l'avocat et l'arroser avec 2 c. à soupe de jus
de citron vert. Réserver le reste du jus.*

*Cuire le quinoa selon les indications inscrites sur
l'emballage. Égoutter, laisser refroidir et verser
dans un grand bol en verre.*

*Couper une tranche dans le haut de chaque tomate
pour faire un capuchon.*

*Presser légèrement chaque tomate au-dessus
de l'évier pour extraire le surplus d'eau et un peu
des graines.*

*À l'aide d'une cuillère à pamplemousse ou d'un
petit couteau, évider chaque tomate en prenant soin
de laisser un peu de chair sans percer la peau.
Hacher finement la chair et l'ajouter au quinoa.*

*Ajouter l'avocat et son jus de trempage,
les concombres, les poivrons, les oignons verts,
le maïs et les haricots noirs. Arroser avec
le reste de jus de citron vert et l'huile d'olive.*

*Ajouter la coriandre, les piments et le cumin.
Saler, poivrer et remuer doucement.*

*Laisser reposer à température ambiante environ
30 min en remuant de temps à autre pour bien
mélanger les saveurs.*

*Saler et poivrer les tomates avant de les farcir avec
la préparation. Remettre leur petite calotte
en place et servir immédiatement.*

Anne L. Desjardins, journaliste gastronomique et auteure

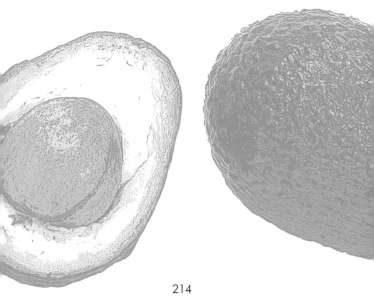

Kachumber
au jus de citron vert

Temps de préparation : 10 minutes **4 portions**
Difficulté : facile

*Le kachumber est la salade la plus commune
en Inde. Ce hors-d'œuvre est particulièrement
délicieux avec la raita aux concombres à
l'indienne (voir p. 217).*

2 tomates rouges
1 concombre
½ oignon espagnol
Le jus d'un citron vert, fraîchement pressé
Sel et poivre du moulin
1 c. à soupe de piments rouges forts, en rondelles
(facultatif)
Coriandre fraîche ou persil plat frais, haché
finement (facultatif)

*Couper les tomates en quartiers de 1 cm,
ce qui donnera environ 16 quartiers
par tomate. Épépiner les tomates.*

*Couper le concombre en quatre sur la longueur,
épépiner et couper en morceaux de 2,5 cm.*

Couper l'oignon en quartiers de 1 cm.

*Mélanger les tomates, le concombre et l'oignon
dans un bol. Ajouter le jus de citron vert, saler
et poivrer.*

Ajouter les piments et la coriandre à la toute fin.

**Jean Vachon, chef – enseignant
à l'École hôtelière de la Capitale à Québec**

Trempette
d'avocat aux agrumes

Temps de préparation : 30 minutes   **4 portions**
Difficulté : facile

4 c. à soupe de graines de tournesol

2 avocats

4 c. à soupe de graines de lin, moulues

3 c. à soupe de jus d'orange, fraîchement pressé

3 c. à soupe de jus de pamplemousse, fraîchement pressé

3 c. à soupe de jus de citron, fraîchement pressé

2 c. à soupe d'huile d'olive

1 c. à café de sel

1 c. à café de cumin moulu

1 c. à café de coriandre moulue

Réduire les graines de tournesol en poudre à l'aide du robot. Couper les avocats en deux, les dénoyauter et retirer la chair à l'aide d'une cuillère.

Dans un grand bol, mélanger tous les ingrédients pour obtenir une purée onctueuse. Couvrir et réserver dans le réfrigérateur jusqu'au moment de servir.

VARIANTE : TREMPETTE ET PAIN PITA

60 ml (¼ tasse) d'huile d'olive

1 c. à soupe d'assaisonnement à la cajun

4 pains pitas

Mélanger l'huile d'olive et les épices et badigeonner les pains pitas. Découper les pitas en petits triangles et étaler sur une plaque.

Cuire au four à 180 ºC environ 10 min, jusqu'à ce que les pitas soient dorés et croustillants. Servir la trempette dans un bol et les pointes de pitas tout autour.

**Marlène Gagnon, chef – enseignante
à l'École hôtelière de la Capitale à Québec**

Raita
aux concombres
à l'indienne

Temps de préparation : 10 minutes   **4 portions**
Difficulté : facile

*Cette sauce a été créée pour apaiser rapidement
les papilles lors d'un repas particulièrement épicé.
Servez-la en entrée, accompagnée de pain nan
ou de pain pita, ou avec des plats indiens relevés.
Pour blanchir les épinards, plongez-les de 1 à 2 min
dans l'eau bouillante, puis pressez-les bien
pour extraire complètement l'eau résiduelle.
Hachez-les ensuite finement avant de les
incorporer au mélange de yogourt.*

250 g (1 tasse) de yogourt nature
1 c. à café de menthe fraîche, hachée
finement
½ concombre, pelé, épépiné et coupé en fine julienne
Sel et poivre blanc moulu
Cumin moulu
Fruits secs
Épinards, blanchis
Muscade moulue

*Mélanger le yogourt, la menthe et le concombre
dans un bol. Saler et poivrer.*

Ajouter les autres ingrédients.

*Verser dans un bol de service et saupoudrer
de muscade.*

**Jean Vachon, chef – enseignant
à l'École hôtelière de la Capitale à Québec**

Tofu
à la sauce soja

Temps de préparation : 15 min
Difficulté : facile

4 portions

*La bonite est un poisson gras voisin du thon.
On trouve les flocons de bonite dans les épiceries
asiatiques, les boutiques d'aliments naturels
et plusieurs supermarchés. Vous pouvez
la remplacer par une petite boîte de saumon rouge
(sockeye) égoutté et émietté très finement.
Piquez les cubes de tofu avec des cure-dents
et servez-les sur un plateau comme entrée.*

340 g de tofu soyeux ferme
Flocons de bonite
Ciboulette fraîche, hachée finement, ou séchée
Sauce soja japonaise (shoyu) ou sauce soja

*Sortir le tofu de son emballage avec précaution
afin de ne pas le briser.*

*Couper le bloc de tofu en deux dans le sens
de l'épaisseur en prenant soin de ne pas défaire
sa forme. Couper ensuite le bloc dans le sens
de la longueur, puis dans le sens de la largeur,
pour obtenir des petits dés de 1,5 cm.*

*Couvrir avec les flocons de bonite et la ciboulette.
Arroser de sauce soja et servir.*

Richard Béliveau

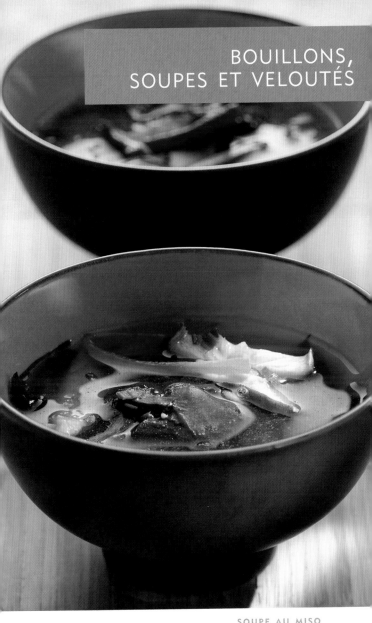

SOUPE AU MISO

Soupe
au miso

Temps de préparation : 30 minutes
Difficulté : moyenne

6 portions

Le miso est une pâte de soja fermentée riche en isoflavones. Il en existe de plusieurs qualités et leur couleur varie du blanc au rouge. Au Japon, cette soupe pauvre en calories est consommée quotidiennement le matin, le midi ou le soir. On peut conserver le miso pendant au moins un an dans un endroit frais et sec. On surnomme le gai lon « brocoli chinois » même s'il ne fait pas vraiment partie de la famille du brocoli. Ses longues feuilles sont vert foncé et ses tiges sont très minces.

25 g d'algues wakamé ou aramé
Un filet d'huile d'olive
120 g (¾ tasse) de gai lon (brocoli chinois)
ou de chou vert frisé (kale), en julienne
12 champignons shiitake frais, émincés
2 litres (8 tasses) de bouillon de poulet
3 c. à soupe de miso rouge
3 oignons verts, émincés

Faire tremper les algues de 5 à 10 min dans un bol d'eau froide.

Chauffer l'huile d'olive dans une grande casserole. Faire revenir le gai lon et les champignons de 3 à 4 min à feu moyen-vif.

Verser le bouillon, ajouter les algues égouttées et laisser frémir 10 min sans laisser bouillir.

Diluer le miso dans un peu de bouillon et le verser dans la soupe. Ajouter les oignons verts et servir.

Jean-Pierre Cloutier, chef – propriétaire du *Café-restaurant du Musée* à Québec

Dashi

Temps de préparation : 15 minutes
Difficulté : facile

1 litre

*Le dashi est un bouillon d'origine japonaise à base
d'algues. On peut l'utiliser dans la préparation
de soupes, de vinaigrettes, de sauces
et de nombreuses autres recettes.*
*L'algue kombu est très prisée par les Japonais
qui l'utilisent abondamment dans les bouillons
et les garnitures. Elle se présente sous forme
d'une lame unique aux bords ondulés.*

1 litre (4 tasses) d'eau
2 c. à café d'algues kombu
2 c. à soupe de flocons de bonite

*Dans une grande casserole, chauffer l'eau
doucement avec les algues.*

*Juste avant l'ébullition, retirer les algues et ajouter
les flocons de bonite.*

*Éteindre le feu et laisser les flocons se déposer
lentement au fond de la casserole.*

Passer le bouillon au tamis et servir.

**Susan Sylvester, chef – enseignante
à l'École hôtelière de la Capitale à Québec**

Crème
de chou-fleur
au curcuma

Temps de préparation : 1 heure
Difficulté : moyenne

4 portions

1 c. à soupe d'huile végétale
55 g (⅓ tasse) d'oignons, hachés
200 g (1 tasse) de céleri, émincé
1 c. à soupe de curcuma moulu
2 c. à soupe de farine
750 ml (3 tasses) de bouillon de poulet dégraissé
600 g (4 tasses) de chou-fleur, défait en petits bouquets
Sel et poivre du moulin

Dans une casserole, faire revenir doucement les oignons et le céleri dans l'huile. Ajouter le curcuma et cuire 1 min.

Ajouter la farine et remuer. Verser lentement le bouillon, ajouter le chou-fleur et porter à ébullition.

Saler et poivrer. Laisser mijoter 25 min.

Réduire en crème à l'aide du mixeur et servir immédiatement.

**François Rousseau, chef – enseignant
à l'École hôtelière de la Capitale à Québec**

Gaspacho
andalou

Temps de préparation : 30 minutes
Difficulté : moyenne

4 portions

2 tranches de pain
4 tomates
1 concombre, pelé
1 poivron vert
1 poivron rouge
1 oignon moyen
2 gousses d'ail
8 feuilles de basilic frais
80 ml (⅓ tasse) d'huile d'olive
2 c. à soupe de vinaigre balsamique
Sel et poivre du moulin
1 c. à café de piment d'Espelette (facultatif)
12 olives noires, en morceaux

GARNITURE
Huile d'olive, vinaigre balsamique

Faire tremper le pain dans un peu d'eau pendant 15 min.

Plonger les tomates dans de l'eau bouillante environ 30 sec. Peler, couper en deux et presser pour extraire les pépins et le jus.

Couper en petits dés les tomates, le concombre, les poivrons et l'oignon. Réserver environ 4 c. à soupe pour la garniture. À l'aide du robot, réduire en purée avec l'ail, le basilic et le pain essoré.

Ajouter l'huile d'olive et le vinaigre. Saler et poivrer. Ajouter le piment d'Espelette et bien mélanger.

Verser dans un grand bol, couvrir et laisser refroidir 3 h dans le réfrigérateur.

Servir le gaspacho très frais avec un filet d'huile d'olive et un peu de vinaigre balsamique. Garnir avec les dés de légumes réservés et les olives.

Yves Moscato, chef – copropriétaire du restaurant 48 Saint-Paul, Cuisine_monde à Québec

Potage de cresson et de poireau

Temps de préparation : 1 h 15
Difficulté : moyenne

4 portions

½ c. à café d'huile végétale
1 oignon moyen, haché grossièrement
2 poireaux moyens, hachés grossièrement
1,25 litre (5 tasses) de bouillon de poulet froid
1 botte de cresson, coupée grossièrement
1 grosse pomme de terre, en cubes
Sel et poivre du moulin
60 ml (¼ tasse) de yogourt nature écrémé
1 c. à soupe de curcuma moulu

Chauffer l'huile dans une grande casserole. Faire revenir l'oignon et les poireaux à feu moyen en évitant de les colorer.

Verser le bouillon et porter à ébullition. Ajouter les cubes de pomme de terre. Saler et poivrer.

Cuire environ 30 min à feu moyen, puis ajouter le cresson et cuire encore 4 min.

Passer le potage au robot et transvider dans la casserole. Ramener à ébullition en fouettant constamment. Rectifier l'assaisonnement au besoin.

Servir dans des bols chauds. Garnir chaque portion avec 1 c. à soupe de yogourt et environ ½ c. à café de curcuma.

Philippe Castel, élu chef santé de l'année 2004 par ses pairs

Soupe
à la thaïlandaise

Temps de préparation : 20 minutes   **4 portions**
Difficulté : facile

La moitié d'un paquet de vermicelles
de riz de 227 g
Huile d'olive
1 échalote, hachée
½ sachet de pâte de cari rouge
125 ml (½ tasse) d'eau
280 ml (1 tasse + 2 c. à soupe)
de bouillon de poulet
1 oignon moyen, en petits cubes
8 crevettes tigrées
250 ml (1 tasse) de lait de coco
125 ml (½ tasse) de lait
Feuilles de laitue, en julienne

Cuire les vermicelles 4 min dans l'eau bouillante.
Rincer et réserver.

Faire revenir l'échalote dans l'huile environ 1 min
à feu vif.

Délayer la pâte de cari dans un peu d'eau froide
et mélanger avec l'échalote. Ajouter l'eau
et le bouillon, puis porter à ébullition.

Ajouter l'oignon et les crevettes. Lorsque
les crevettes sont cuites, c'est-à-dire fermes
et rosées, ajouter le lait de coco et le lait.

Mettre un peu de vermicelles et de laitue dans
chaque bol. Verser le bouillon et ajouter 2 crevettes.
Servir immédiatement.

Olivier Neau, chef – enseignant
à l'École hôtelière de la Capitale à Québec

Soupe
au brocoli

Temps de préparation : 45 minutes   **4 portions**
Difficulté : moyenne

*Voici une excellente façon de combiner trois
des aliments les plus efficaces contre le cancer :
les crucifères, les oignons et le curcuma.
Consommez ce plat régulièrement en remplaçant
le brocoli par un autre crucifère (chou, chou-fleur,
chou vert frisé, etc.). Congelez les portions
restantes.*

Huile d'olive
1 gros oignon, haché
2 gousses d'ail, hachées
1 c. à café de curcuma moulu
1 brocoli, défait en bouquets (peler les tiges et les couper
en tronçons)
1 pomme de terre, en quartiers
1 litre (4 tasses) de bouillon de poulet
1 c. à soupe de persil séché
1 c. à café d'aneth séché
Sel et poivre du moulin

*Chauffer l'huile d'olive dans une grande casserole.
Faire revenir l'oignon et l'ail à feu moyen-vif
jusqu'à ce qu'ils soient tendres.*

Ajouter le curcuma et remuer 2 min.

*Ajouter les quartiers de pomme de terre
et le bouillon. Incorporer le persil et l'aneth. Saler
et poivrer. Laisser mijoter 30 min, puis ajouter
les brocolis. Cuire encore 10 min et retirer du feu.*

*Laisser tiédir. Passer au mixeur jusqu'à obtenir
une consistance lisse.*

Richard Béliveau

Soupe au chou et aux haricots de soja

Temps de préparation : 1 h 30
Difficulté : facile

6 à 8 portions

Un filet d'huile d'olive
110 g (²/₃ tasse) d'oignons, émincés
2 litres (8 tasses) de bouillon de poulet
2 c. à soupe de pâte de tomates
450 g (2 ¾ tasses) de chou vert, émincé
120 g (²/₃ tasse) de haricots de soja, écossés
et concassés
Sel et poivre du moulin

Dans une casserole, faire revenir les oignons dans l'huile d'olive.

Ajouter le bouillon, la pâte de tomates et le chou. Porter à ébullition et laisser frémir environ 30 min sans bouillir.

Ajouter les haricots de soja et laisser mijoter 40 min. Saler et poivrer avant de servir.

Jean-Pierre Cloutier, chef – propriétaire
du *Café-restaurant du Musée* à Québec

Soupe
au chou kale

Temps de préparation : 1 heure
Difficulté : moyenne

8 à 12 portions

2 c. à soupe d'huile d'olive
1 gros oignon espagnol, haché finement
4 gousses d'ail, hachées finement
1 branche de céleri, hachée finement
2 échalotes, hachées finement
1 carotte, en rondelles
2 litres (8 tasses) de bouillon de légumes
ou de poulet dégraissé
1 c. à café de thym frais
1 c. à soupe de curcuma moulu
2 c. à soupe de paprika
2 patates douces, pelées et coupées en petits dés
1,3 kg (8 tasses) de feuilles de chou vert frisé (kale),
hachées très finement
Sel et poivre du moulin

Chauffer l'huile d'olive dans un grand faitout.
Faire revenir l'oignon, l'ail, le céleri, les échalotes
et la carotte à feu moyen de 8 à 10 min, jusqu'à
ce que l'oignon soit translucide.

Ajouter le bouillon, le thym, le curcuma
et le paprika. Porter à ébullition.

Ajouter les patates douces et laisser mijoter de 5
à 10 min, jusqu'à ce qu'elles soient presque cuites.

Ajouter le chou et cuire quelques minutes pour
l'attendrir.

Verser la soupe bouillante dans chaque assiette,
puis saler et poivrer.

Anne L. Desjardins, journaliste gastronomique et auteure

Soupe
aux poireaux

Temps de préparation : 1 heure   **4 portions**
Difficulté : facile

Huile d'olive
1 gros oignon, haché
2 gousses d'ail, hachées
2 poireaux, en fines tranches (partie blanche et vert pâle seulement)
4 pommes de terre, en gros cubes
1,5 litre (6 tasses) de bouillon de poulet
Sel et poivre du moulin
Marjolaine et persil séchés

Faire revenir l'oignon, l'ail et les poireaux dans l'huile d'olive pour les ramollir.

Ajouter les pommes de terre et le bouillon. Saler et poivrer à votre goût, puis ajouter les fines herbes.

Laisser mijoter de 30 à 40 min et retirer du feu.

Laisser tiédir avant de passer au mixeur.

Richard Béliveau

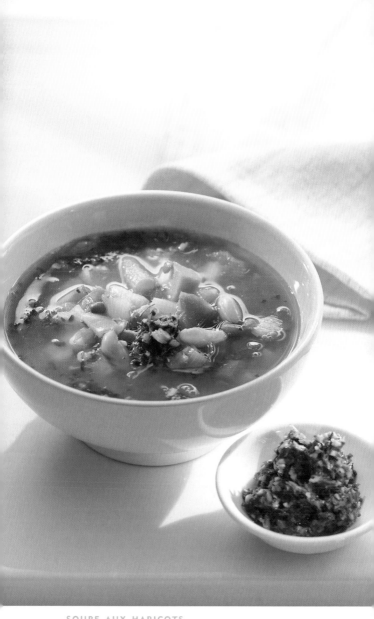

SOUPE AUX HARICOTS

Soupe aux haricots

Temps de préparation : 1 h 15   **4 portions**
Difficulté : moyenne

3 c. à soupe d'huile d'olive

100 g (⅔ tasse) de poireaux, en dés

80 g (½ tasse) d'oignons, en dés

100 g (½ tasse) de carottes, en dés

100 g (½ tasse) de courgettes, en dés

50 g (¼ tasse) de céleri, en dés

1,5 litre (6 tasses) d'eau

Sel

150 g de pommes de terre

50 g (⅓ tasse) de haricots verts, en morceaux de 2 cm

75 g (⅓ tasse) de haricots blancs en conserve,
rincés et égouttés

75 g (½ tasse) de tomates mûres, épépinées et hachées
grossièrement

PISTOU

3 gousses d'ail

160 g (1 tasse) de basilic frais

6 c. à soupe d'huile d'olive

*Chauffer l'huile d'olive dans un grand faitout.
Faire revenir les poireaux, les oignons, les carottes,
les courgettes et le céleri environ 5 min à feu vif.*

*Verser l'eau et saler. Ajouter les pommes de terre
et cuire 25 min à faible ébullition.*

*Ajouter les haricots verts, les tomates et les haricots
blancs. Cuire 10 min.*

*Pour préparer le pistou, piler l'ail et le basilic
au mortier en versant l'huile d'olive très lentement.*

*Verser le pistou dans la soupe bouillante et laisser
bouillir 2 min avant de servir.*

**Jean Vachon, chef – enseignant
à l'École hôtelière de la Capitale à Québec**

Soupe
à l'oignon et à l'ail

Temps de préparation : 1 heure   **6 portions**
Difficulté : moyenne

Si vous aimez avoir une soupe plus épaisse,
ajoutez 1 c. à soupe de farine au mélange
d'oignons et d'ail avant d'ajouter le bouillon.

60 ml (¼ tasse) d'huile d'olive
8 oignons moyens, en fines rondelles
3 ou 4 gousses d'ail, hachées finement
1,5 litre (6 tasses) de bouillon de bœuf
Sel et poivre du moulin
2 c. à soupe de persil séché
2 c. à café de marjolaine séchée
6 tranches de pain de blé entier
200 g (1 ⅓ tasse) de gruyère ou de cheddar, râpé

Préchauffer le gril du four.

Faire revenir les oignons dans l'huile d'olive
en remuant constamment jusqu'à ce qu'ils soient
légèrement dorés.

Ajouter l'ail et cuire 1 min. Verser le bouillon.
Saler et poivrer, puis ajouter le persil
et la marjolaine. Porter à ébullition et laisser
mijoter 20 min à découvert.

Pendant ce temps, griller le pain au four ou au
grille-pain. Enlever la croûte et découper de manière
que les tranches épousent bien la forme des bols
à soupe allant au four choisis pour faire gratiner.

Verser la soupe dans les bols. Y déposer une tranche
de pain et ajouter le fromage par-dessus.

Gratiner sur la grille supérieure du four jusqu'à
ce que le fromage bouillonne et prenne une belle
teinte dorée.

Richard Béliveau

Soupe
aux crevettes épicées

Temps de préparation : 30 minutes　　　　　**4 portions**
Difficulté : facile

Le kafir, ou combava, est un petit citron de l'Inde.
En cuisine, on utilise le fruit, mais aussi les feuilles,
qui servent à parfumer de nombreux mets.
Le galanga ressemble au gingembre. On l'utilise
abondamment dans la cuisine du Sud-Est asiatique.

1 tige de citronnelle
1 c. à soupe d'huile d'olive
80 g de champignons shiitake frais, émincés
750 ml (3 tasses) de bouillon de poulet, chaud
2 c. à café de gingembre ou de galanga
frais, haché finement
3 feuilles de limier (kafir ou combava) (facultatif)
Sauce de poisson (nuoc-mâm ou nam pla)
8 grosses crevettes
1 ou 2 piments forts, en fines rondelles
3 c. à café de jus de citron vert,
fraîchement pressé
Feuilles de coriandre fraîche

Couper la tige de citronnelle en 3 morceaux
de 5 cm.
Dans une grande casserole, faire revenir
les champignons dans un peu d'huile d'olive.
Ajouter le bouillon, la citronnelle, le gingembre
et les feuilles de limier. Verser la sauce de poisson
et cuire 10 min.
Ajouter les crevettes et cuire de 3 à 4 min de plus.
Mettre les rondelles de piment et le jus de citron
vert dans un bol de service. Verser la soupe dans
le bol, garnir de coriandre et servir.

Jean Vachon, chef – enseignant
à l'École hôtelière de la Capitale à Québec

Soupe
de gourganes
aux parfums d'Orient

Temps de préparation : 2 h 30   **6 portions**
Difficulté : facile

Une soupe nourrissante et réconfortante qui peut être servie comme plat principal.

Huile d'olive

2 oignons, hachés

3 gousses d'ail, hachées

2 c. à café de curcuma moulu

2 litres (8 tasses) de bouillon de poulet

360 g (3 à 4 tasses) de gourganes (fèves des marais) fraîches ou congelées

60 g (½ tasse) d'orge perlé

2 c. à soupe d'herbes salées, ou fines herbes et sel

Poivre du moulin

Sel à votre goût (si on n'a pas utilisé d'herbes salées)

Dans une grande casserole, faire revenir les oignons et l'ail dans l'huile d'olive pour les attendrir.

Ajouter le curcuma et remuer 2 min. Ajouter le bouillon. Porter à ébullition.

Ensuite, ajouter les gourganes, l'orge, les herbes salées et le poivre. Laisser mijoter environ 2 h 30, jusqu'à ce que les gourganes soient cuites. S'il est nécessaire d'ajouter du liquide, le faire au moins 1 h avant la fin de la cuisson.

Richard Béliveau

Soupe aux haricots noirs à la cubaine

Temps de préparation : 40 minutes   **4 portions**
Difficulté : facile

*Vous pouvez remplacer les haricots noirs
par des lentilles. Au lieu du chili, du cumin
et du curcuma, mettez plutôt de l'origan, du basilic,
du thym et deux feuilles de laurier. Omettez alors
les carottes. Cette soupe témoigne de l'utilisation
abondante des légumineuses dans toutes
les cultures des Antilles et de l'Amérique du Sud.*

1 kg (5 tasses – 3 boîtes de 540 ml) de haricots noirs
en conserve, rincés et égouttés
340 g (2 ¼ tasses – 1 boîte de 540 ml) de tomates
à l'étuvée en conserve
Huile d'olive
2 oignons, hachés
2 gousses d'ail, hachées
2 carottes, râpées finement
4 c. à café d'assaisonnement au chili
2 c. à café de cumin moulu
1 c. à café de curcuma moulu
Sel et poivre du moulin
500 ml (2 tasses) de bouillon de poulet
500 ml (2 tasses) d'eau
250 ml (1 tasse) de jus de légumes

*À l'aide du mixeur, réduire en purée le tiers
des haricots noirs avec les tomates. Réserver.*

*Faire revenir les oignons et l'ail dans l'huile d'olive
à feu moyen-vif jusqu'à ce qu'ils soient tendres.
Ajouter les carottes, l'assaisonnement au chili,
le cumin et le curcuma. Saler et poivrer. Cuire
2 min en remuant sans cesse.*

*Ajouter le bouillon, l'eau, le jus de légumes, le reste
des haricots et le mélange de tomates et de haricots.
Porter à ébullition, couvrir à moitié et cuire 40 min.*

Richard Béliveau

Soupe de Bali

Temps de préparation : 30 minutes   **6 portions**
Difficulté : facile

*Le pak-choï est un chou chinois semblable
à la bette à carde. On consomme ses feuilles
et ses tiges cuites.*

10 oignons verts, hachés finement
(réserver la partie verte)
425 ml (1 ¾ tasse) de lait de coco
3 à 4 c. à soupe de sauce soja
2 c. à café de cassonade ou de sucre roux
1 ½ c. à café de poudre de cari
1 c. à café de gingembre frais
1 à 2 c. à café de pâte de chili à l'ail
4 tomates, coupées en 6 morceaux
1 poivron jaune, en fines tranches
125 g (1 ¼ tasse) de champignons
(shiitake de préférence), en tranches
7 g (¼ tasse) de basilic frais, haché
640 g (4 tasses) de pak-choï (partie verte seulement)
110 à 220 g (¾ à 1 ½ tasse) de tofu soyeux, coupé en dés
Sel et poivre du moulin

*Couper la partie blanche des oignons verts en fines
tranches et réserver la partie verte pour décorer.*

*Dans une casserole à fond épais, mélanger le lait de
coco, la sauce soja, la cassonade, le cari, le gingembre
et la pâte de chili. Porter lentement à ébullition.*

*Ajouter les tomates, le poivron, les champignons,
le basilic et les oignons verts. Couvrir et cuire 5 min
en remuant de temps à autre.*

*Ajouter le pak-choï, couvrir et cuire environ 5 min,
en remuant de temps à autre, jusqu'à ce que
les légumes soient tendres mais encore croquants.*

Saler et poivrer.

Ajouter le tofu 3 min avant de servir. Rectifier

l'assaisonnement et garnir avec les oignons verts réservés.

Frances Boyte, diététicienne et auteur du livre
***Tofu tout flamme*, Éditions Trécarré, 2004.**

Soupe aux tomates et aux pommes

Temps de préparation : 45 minutes   **4 portions**
Difficulté : facile

Vous pouvez remplacer la livèche par 150 g (¾ tasse) de céleri en cubes et 30 g (¼ tasse) de coriandre fraîche hachée. Servez cette soupe chaude garnie de livèche fraîche, ou froide avec du yogourt nature. Cette plante aromatique est très agréable dans les salades, les potages et les mets à base de viande.

2 c. à soupe de beurre
1 oignon, émincé
500 g (3 ⅓ tasses) de tomates mûres, pelées, épépinées et coupées en cubes
4 pommes Red Delicious, en cubes
125 g (1 tasse) de feuilles de livèche fraîche
1,25 litre (5 tasses) de bouillon de poulet
Sel et poivre du moulin

Chauffer le beurre dans une grande casserole et faire revenir l'oignon à feu moyen.

Ajouter les tomates, les pommes et la livèche. Cuire de 2 à 3 min en remuant.

Verser le bouillon et laisser mijoter 30 min.

Passer la soupe au fouet ou au mixeur.

Saler et poivrer.

Jean-Pierre Cloutier, chef – propriétaire
du *Café-restaurant du Musée* à Québec

Soupe
aux lentilles rouges

Temps de préparation : 50 minutes   **8 portions**
Difficulté : moyenne

450 g (2 ¼ tasses) de lentilles rouges sèches,
lavées et égouttées

1,25 litre (5 tasses) de bouillon de poulet ou d'eau

1 c. à café de curcuma moulu

1 morceau de gingembre frais de 2,5 cm,
râpé ou haché finement

300 g (2 tasses) de tomates mûres, en dés

250 ml (1 tasse) de lait

Sel

60 g (¼ tasse) de beurre non salé

160 g (1 tasse) d'oignons, en fines tranches

2 c. à café de graines de cumin

Poivre du moulin

Coriandre fraîche, hachée

*Mettre les lentilles dans une casserole à fond épais.
Ajouter le bouillon, le curcuma, le gingembre et
les tomates.*

*Porter à ébullition, réduire le feu et laisser mijoter
environ 25 min, jusqu'à ce que les lentilles soient
tendres.*

Réduire en purée à l'aide du robot ou du mixeur.

*Verser la soupe dans la casserole et ajouter le lait.
Saler. Cuire à feu doux.*

*Pendant ce temps, faire fondre le beurre dans
une poêle. Y dorer les oignons avec le cumin.*

Verser la soupe dans 8 bols chauds et poivrer.

*Mettre un peu du mélange de beurre et d'oignons
dans chaque bol et garnir de coriandre.*

**Jean Vachon, chef – enseignant
à l'École hôtelière de la Capitale à Québec**

Soupe aux lentilles et aux carottes

Temps de préparation : 1 h 30   **4 portions**
Difficulté : moyenne

100 g (½ tasse) de lentilles rouges sèches, lavées et égouttées
250 g (1 ¼ tasse) de carottes, en rondelles
160 g (1 tasse) d'oignons espagnols, hachés grossièrement
3 gousses d'ail entières
150 g (1 tasse) de tomates mûres, hachées grossièrement
800 ml (3 ¼ tasses) de bouillon de poulet
1 c. à soupe d'huile d'olive
½ c. à café de cumin moulu
½ c. à café de coriandre moulue
½ c. à café de curcuma moulu
Le jus d'un citron, fraîchement pressé
175 ml (¾ tasse) de lait entier
Poivre du moulin

Dans une grande casserole, mélanger les lentilles, les carottes, les oignons, l'ail et les tomates. Verser les trois quarts du bouillon et porter à ébullition.

Réduire le feu, couvrir et laisser mijoter environ 30 min, jusqu'à ce que les lentilles et les légumes soient cuits.

Pendant ce temps, chauffer l'huile d'olive dans une poêle. Faire revenir le cumin, la coriandre et le curcuma quelques minutes. Retirer du feu et ajouter le jus de citron.

Passer la soupe au robot, puis au chinois.

Remettre la soupe sur le feu et porter à ébullition. Ajouter les épices et le bouillon, puis laisser mijoter 10 min.

Verser le lait, poivrer et servir.

**Jean Vachon, chef – enseignant
à l'École hôtelière de la Capitale à Québec**

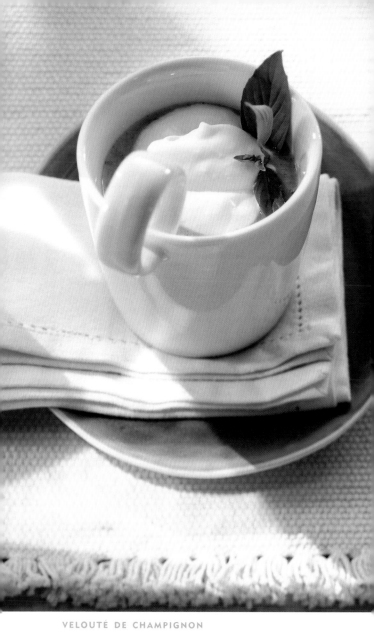

VELOUTÉ DE CHAMPIGNON
FAÇON CAPPUCCINO

Velouté
de champignon
façon cappuccino

Temps de préparation : 45 minutes   **6 portions**
Difficulté : moyenne

*Le basilic thaïlandais présente un léger goût
de réglisse. Si vous n'en avez pas, achetez le basilic
frais le plus facile à trouver dans votre région.*

½ c. à café d'huile d'olive
250 g (2 ¼ tasses) de champignons shiitake frais
ou de champignons blancs, émincés
1 c. à café d'ail, haché finement
2 échalotes, émincées
1 litre (4 tasses) de bouillon de poulet
1 c. à café de basilic thaïlandais
(réserver 6 feuilles pour garnir)
Sel et poivre du moulin
½ c. à café d'huile de sésame
250 ml (1 tasse) de lait

*Faire revenir dans une casserole les champignons,
l'ail et les échalotes dans l'huile d'olive à feu
moyen-vif.*

*Réduire le feu, ajouter le bouillon et laisser mijoter
20 min.*

Retirer du feu et ajouter le basilic.

*Passer la soupe au robot. Saler et poivrer.
Ajouter l'huile de sésame pour parfumer.*

*Faire mousser le lait et verser sur le velouté.
Décorer chaque portion avec une feuille de basilic.*

**Florence Albernhe, chef – propriétaire
du restaurant *Le Grain de riz* à Québec**

Velouté
d'épinards aux pignons

Temps de préparation : 40 minutes   **4 portions**
Difficulté : moyenne

3 c. à soupe d'huile d'olive
1 oignon, haché finement
2 c. à soupe de farine
1 c. à café de curcuma moulu
1 kg d'épinards frais, bien lavés et épongés
500 ml (2 tasses) de bouillon de poulet ou de légumes
2 jaunes d'œufs
125 ml (½ tasse) de crème à 35 %
125 ml (½ tasse) de lait
Le jus d'un demi-citron, fraîchement pressé
Sel et poivre du moulin
2 c. à soupe de pignons
50 g (⅓ tasse) de parmesan, en copeaux

Chauffer l'huile d'olive dans une grande casserole. Faire revenir l'oignon à feu moyen-doux jusqu'à ce qu'il soit translucide.

Ajouter la farine, le curcuma et les épinards. Verser le bouillon et cuire quelques minutes.

Passer au mixeur jusqu'à consistance onctueuse.

Dans un petit bol, mélanger les jaunes d'œufs avec la crème et le lait et verser dans le potage. Ajouter le jus de citron, puis saler et poivrer. Bien remuer.

Verser le velouté bien chaud dans des assiettes creuses. Garnir de pignons et de parmesan.

Éric Villain, chef – copropriétaire
du bistro *Le Clocher Penché* à Québec

Velouté de bœuf et de pois chiches à la marocaine

Temps de préparation : 1 h 30   **8 portions**
Difficulté : moyenne

250 g de cubes de bœuf de 1 cm
2 oignons, émincés
Une pincée de safran
2 litres (8 tasses) d'eau ou de bouillon de poulet
Sel et poivre du moulin
2 branches de céleri, en dés
1 bouquet de persil plat frais, haché
1 bouquet de coriandre fraîche, haché
3 c. à soupe de pâte de tomates
5 tomates mûres, mondées (voir p. 211), épépinées
et coupées en dés
300 g (1 ½ tasse) de pois chiches en conserve, rincés
et égouttés
50 g (⅓ tasse) de farine

*Mettre la viande, les oignons, le safran et l'eau
dans une grande casserole. Saler et poivrer.
Couvrir et laisser mijoter de 20 à 30 min.*

*Ajouter le céleri, le persil, la coriandre, la pâte
de tomates et les tomates. Laisser mijoter 20 min.*

*Ajouter les pois chiches. Délayer la farine dans
un peu d'eau et verser dans la casserole. Cuire
quelques minutes, rectifier l'assaisonnement
et servir.*

**Jean Vachon, chef – enseignant
à l'École hôtelière de la Capitale à Québec**

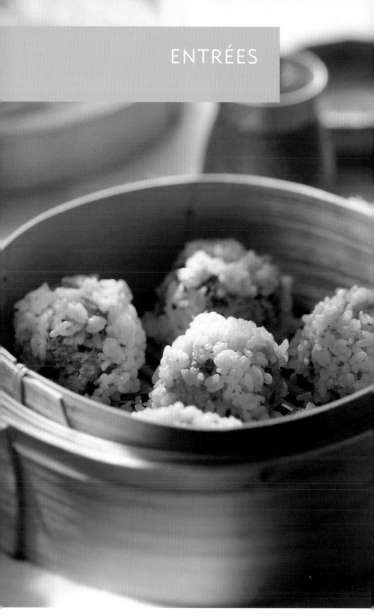

BOULETTES PERLÉES

Boulettes perlées

Temps de préparation : 2 h 30
Difficulté : moyenne

18 à 20 boulettes
ou 6 portions

200 g (1 tasse) de riz gluant
350 g de porc haché
1 œuf, battu
1 c. à café de sauce soja légère
1 c. à café de sel
½ c. à café de sucre en poudre
½ c. à café de sauce de poisson
(nuoc-mâm ou nam pla)
1 c. à café de gingembre frais, haché
2 c. à café de fécule de maïs
6 gros champignons chinois séchés,
réhydratés et hachés
6 châtaignes d'eau en conserve, hachées
15 g (½ tasse) de coriandre fraîche, hachée
+ quelques brins pour garnir

Laisser tremper le riz 2 h dans de l'eau froide. Égoutter et étaler sur un linge propre pour laisser sécher.

Dans un grand bol, mélanger le porc, l'œuf, la sauce soja, le sel, le sucre, la sauce de poisson, le gingembre et la fécule de maïs.

Ajouter les champignons, les châtaignes d'eau et la coriandre. Bien mélanger.

Façonner des boulettes avec les mains bien humectées.

Rouler les boulettes dans le riz en pressant fermement.

Huiler légèrement un panier à vapeur ou une marguerite et y disposer les boulettes.

Déposer le panier au-dessus d'une casserole d'eau bouillante. Cuire à la vapeur de 20 à 25 min.

Garnir de brins de coriandre fraîche et servir.

Jean Vachon, chef – enseignant
à l'École hôtelière de la Capitale à Québec

Bocconcini
et fraises
au gingembre

Temps de préparation : 45 minutes   4 portions
Difficulté : facile

200 g de bocconcini
(mozzarella fraîche moulée en boule)
12 grosses fraises

VINAIGRETTE

1 c. à soupe de jus de citron, fraîchement pressé
1 c. à café de poivre noir concassé
3 c. à soupe de vinaigre balsamique
1 c. à soupe de sirop d'érable
60 ml (¼ tasse) d'huile de noix
1 c. à soupe de gingembre frais, râpé
1 c. à soupe d'eau
Mélange de laitues (mesclun) à votre goût (facultatif)

Couper le fromage et les fraises en rondelles épaisses et réserver.

Dans un petit bol, mélanger tous les ingrédients qui composent la vinaigrette.

Faire mariner le fromage 30 min dans la moitié de la vinaigrette.

Dans un plat de service, faire alterner et se chevaucher les tranches de fromage et de fraise. (On peut les dresser autour d'un bouquet de mesclun.)

Arroser de vinaigrette et servir immédiatement.

Marlène Gagnon, chef – enseignante
à l'École hôtelière de la Capitale à Québec

Carpaccio de thon rouge
aux agrumes
et quenelles d'avocat

Temps de préparation : 40 minutes   **4 portions**
Difficulté : moyenne

*Pour faire une belle quenelle, prélevez un peu
de préparation à l'avocat à l'aide d'une cuillère
à soupe humide. Façonnez les quenelles en plaçant
une deuxième cuillère à soupe sur l'avocat.
Toutes les quenelles auront ainsi la même grosseur.*

1 orange
1 pamplemousse

VINAIGRETTE

Sel et poivre du moulin
Tabasco
2 c. à soupe de gingembre frais, haché
Le jus d'un citron vert, fraîchement pressé
3 c. à soupe d'huile d'olive

250 g de thon rouge à sushi de première qualité
2 échalotes grises, hachées finement
25 g (¾ tasse) de ciboulette fraîche, hachée finement
1 gros avocat mûr
4 c. à café d'huile de sésame
Graines de sésame

*À l'aide d'un couteau bien affûté, au-dessus
d'un bol, peler l'orange et le pamplemousse à vif
en prenant soin d'enlever complètement l'écorce
et la peau blanche. Réserver le jus recueilli dans
le bol. Couper les fruits en petits cubes
et réserver.*

Faire une vinaigrette en mélangeant le jus réservé avec un peu de sel, du poivre, du tabasco, le gingembre haché, 1 ½ c. à soupe de jus de citron vert et l'huile d'olive.

Découper le thon en tranches très fines et les disposer autour de 4 assiettes individuelles. Saler, poivrer et arroser de vinaigrette. Parsemer d'échalotes, de ciboulette et de cubes d'agrumes.

Couper l'avocat en deux, retirer le noyau et prélever la chair à l'aide d'une cuillère. Dans un bol, à l'aide d'une fourchette, réduire l'avocat en purée avec le reste de jus de citron vert et l'huile de sésame. Saler, poivrer et assaisonner de tabasco.

Former une belle quenelle d'avocat au centre de chaque assiette. Parsemer de graines de sésame et servir.

Jean-Luc Boulay, chef – propriétaire
du restaurant *Le Saint-Amour* à Québec

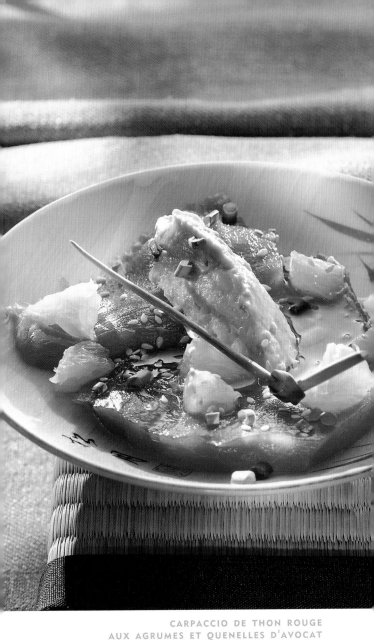

CARPACCIO DE THON ROUGE
AUX AGRUMES ET QUENELLES D'AVOCAT

Ceviche
de truite aux agrumes

Temps de préparation : 20 minutes   4 portions
Marinade : 6 heures
Difficulté : moyenne

Pour obtenir des suprêmes d'orange et de pamplemousse, achetez des agrumes à écorce épaisse de préférence. Pelez-les et, à l'aide d'un couteau bien affûté, retirez minutieusement la partie blanche amère qui se trouve en dessous. C'est ce que l'on appelle peler un fruit à vif. Afin de ne pas perdre le jus, effectuez cette opération au-dessus d'un bol. Coupez ensuite la chair en fines tranches.

250 g de truite crue, en dés
2 oranges, en suprêmes
1 pamplemousse rose, en suprêmes
80 ml (⅓ tasse) de jus de citron, fraîchement pressé
½ c. à café de zeste de citron vert, râpé
10 g (⅓ tasse) de persil frais, haché
30 g (¼ tasse) de poivrons multicolores, en dés
1 c. à soupe d'oignons, hachés très finement
80 ml (⅓ tasse) d'huile d'olive
Sel et poivre du moulin

3 c. à soupe de coriandre fraîche (garniture)

Dans un grand bol en verre, mélanger tous les ingrédients et assaisonner.

Couvrir et laisser mariner 6 h dans le réfrigérateur.

Servir dans des coupes et garnir de coriandre fraîche.

Benoît Dussault, chef – enseignant
à l'École hôtelière de la Capitale à Québec

Galettes
de poisson

Temps de préparation : 40 minutes
Difficulté : moyenne

4 à 6 portions

250 g de poisson blanc maigre
1 c. à soupe de pâte de cari rouge
1 c. à café de sauce de poisson
(nuoc-mâm ou nam pla)
40 g (¼ tasse) de haricots verts, émincés
Huile pour friture
Brins de coriandre fraîche

Hacher finement le poisson.
Dans un grand bol, mélanger le poisson avec la pâte
de cari, la sauce de poisson et les haricots verts.
Façonner des galettes ayant environ 4 cm
de diamètre et 1 cm d'épaisseur.
Chauffer l'huile à 190 °C et faire frire les galettes
jusqu'à ce qu'elles soient bien dorées.
Égoutter sur du papier essuie-tout.
Servir avec la sauce au concombre à la thaïlandaise
et garnir de brins de coriandre fraîche.

SAUCE AU CONCOMBRE À LA THAÏLANDAISE

60 g (¼ tasse) de sucre
Une pincée de sel marin
60 ml (¼ tasse) de vinaigre de riz
50 g (¼ tasse) de concombre, en très petits dés
1 petit piment fort, en fines tranches

Dans un bol, dissoudre le sucre et le sel
dans le vinaigre de riz. Ajouter le concombre
et le piment. Laisser reposer quelques minutes
à température ambiante avant de servir.

Jean Vachon, chef – enseignant
à l'École hôtelière de la Capitale à Québec

Sardines
grillées aux trois épices

Temps de préparation : 40 minutes
Difficulté : moyenne

**2-3 portions, selon la
grosseur des sardines**

*Vous pouvez évidemment faire cette recette
au barbecue. Un délice estival qui ralliera
tous les convives.*

6 sardines entières fraîches ou décongelées
2 c. à café de curcuma moulu
2 c. à café de cumin moulu
2 c. à café de coriandre moulue
Poivre du moulin
80 ml (⅓ tasse) d'huile d'olive

*Mélanger le curcuma, le cumin, la coriandre
et le poivre dans un petit bol.*

Préchauffer le gril du four.

*Écailler les sardines sous l'eau froide
en les frottant simplement avec les doigts.
Vider les poissons et bien les nettoyer.
Couper les nageoires.*

*Éponger les sardines et bien les frotter avec
les épices. Laisser reposer 10 min.*

*Arroser les sardines avec l'huile d'olive
et les ranger sur une grille placée au-dessus
d'une lèchefrite recouverte de papier d'aluminium.*

*Cuire au four, sur la grille du haut, environ 5 min
de chaque côté, jusqu'à ce que la peau soit brune
et boursouflée.*

Richard Béliveau

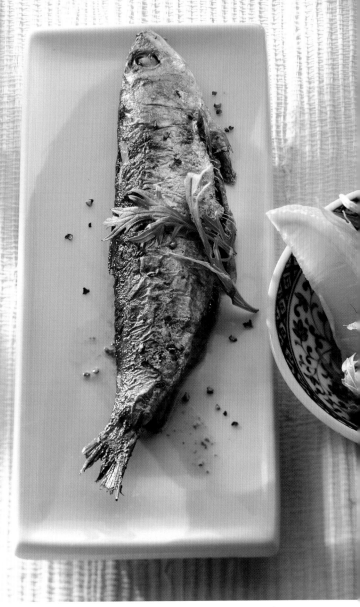

SARDINES GRILLÉES AUX TROIS ÉPICES

Champignons
farcis à la feta

Temps de préparation : 1 heure
Difficulté : moyenne

6 portions

6 gros champignons
1 c. à soupe d'huile d'olive
40 g (¼ tasse) d'oignons, hachés
2 gousses d'ail, hachées
60 g (½ tasse) de graines de tournesol, hachées grossièrement
60 ml (¼ tasse) de vin rouge
25 g (⅓ tasse) d'épinards, hachés
Sel et poivre du moulin
90 g (⅔ tasse) de feta, émiettée
3 c. à soupe de noix, hachées grossièrement
4 tranches de pain complet rassis, sans croûte et en cubes
Une pincée de thym frais

Séparer les pieds des chapeaux de champignons. Hacher les pieds et réserver les chapeaux.

Chauffer l'huile d'olive dans une poêle. Faire revenir les oignons, l'ail et les graines de tournesol à feu moyen 3 min.

Ajouter les pieds de champignons hachés et cuire 1 min.

Verser le vin et laisser réduire jusqu'à évaporation presque complète du liquide.

Ajouter les épinards et cuire 1 min de plus. Saler et poivrer. Retirer du feu, ajouter la feta et les noix et réserver.

À l'aide du robot, réduire les cubes de pain en chapelure avec le thym.

*Ranger les chapeaux de champignons sur
une plaque huilée ou beurrée. Farcir les chapeaux
et parsemer de chapelure.*

*Cuire au four à 180 ºC de 15 à 20 min, jusqu'à ce
que les champignons soient tendres et la chapelure
dorée. Servir immédiatement.*

Marlène Gagnon, chef – enseignante
à l'École hôtelière de la Capitale à Québec

Rosace
de pétoncles
et de fraises

Temps de préparation : 1 heure   4 portions
Difficulté : moyenne

8 gros pétoncles, très frais, de première qualité
8 fraises bien mûres, en tranches
1 c. à café de graines de sésame, grillées (voir p. 207)
1 avocat assez ferme
4 brins de menthe fraîche
4 fraises entières, non équeutées
4 rondelles de citron vert, torsadées

MARINADE

2 c. à soupe de jus de citron vert, fraîchement pressé
3 c. à soupe d'huile de sésame
1 c. à café de gingembre frais, haché finement
Poivre du moulin

*Préparer la marinade en battant légèrement le jus
de citron vert, l'huile de sésame, le gingembre
et le poivre dans un bol.*

*Couper chaque pétoncle en trois rondelles
et les mettre dans la marinade. Couvrir et laisser
mariner 30 min dans le réfrigérateur.*

Cuisiner avec les aliments contre le cancer

Dans une assiette individuelle, faire alterner le quart des rondelles de pétoncle et des tranches de fraise pour former une rosace. Faire 3 autres assiettes de la même façon.

Verser un peu de marinade et parsemer de graines de sésame.

Dans chaque assiette individuelle, disposer le quart de l'avocat en éventail à côté de la rosace ainsi qu'un brin de menthe, une fraise non équeutée et une rondelle de citron vert.

Yves Moscato, chef – copropriétaire du restaurant
48 Saint-Paul, Cuisine_monde à Québec

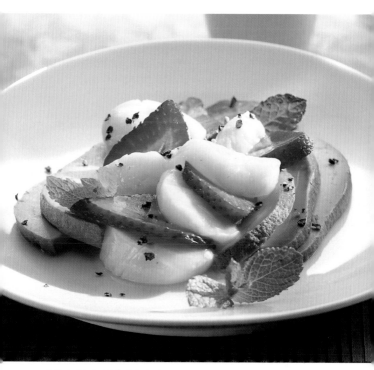

ROSACE DE PÉTONCLES ET DE FRAISES

Taboulé de fines herbes à l'orientale

Temps de préparation : 30 minutes
Difficulté : facile

4 portions

250 ml (1 tasse) d'eau bouillante
1 c. à café de sel
200 g (1 tasse) de semoule de blé dur précuite (couscous)
2 tomates mûres, épépinées et coupées en dés
7 g (¼ tasse) de menthe fraîche, émincée
7 g (¼ tasse) de basilic thaïlandais, haché
7 g (¼ tasse) de coriandre fraîche, hachée
2 c. à soupe de gingembre frais, haché finement

VINAIGRETTE

125 ml (½ tasse) d'huile d'olive
½ c. à café de curcuma moulu
Le jus d'un citron, fraîchement pressé
Sel et poivre du moulin

Porter l'eau à ébullition avec le sel. Retirer du feu et verser sur la semoule. Couvrir et laisser reposer 10 min.

Dans un petit bol, préparer la vinaigrette en mélangeant l'huile d'olive, le curcuma et le jus de citron. Saler et poivrer.

Verser le couscous dans un grand bol et détacher les grains à l'aide d'une fourchette pour empêcher la formation de grumeaux.

Ajouter les tomates, la menthe, le basilic, la coriandre et le gingembre. Arroser avec la vinaigrette, bien remuer et servir.

Florence Albernhe, chef – propriétaire du restaurant *Le Grain de riz* à Québec

Tomates
confites à l'huile d'olive

Temps de préparation : 10 minutes   4 portions
Macération : 12 heures
Difficulté : facile

Vous pouvez servir ces tomates sur des tranches de pain aux olives noires ou aux tomates séchées et ajouter un copeau de cheddar vieilli deux ans. La tomate Bella est une tomate italienne en grappe sucrée et juteuse.

15 à 20 tomates Bella entières
3 c. à soupe d'huile d'olive extra-vierge
1 c. à soupe de pesto de basilic
Sel marin

Détacher les tomates de la grappe et les rincer à l'eau froide.

Chauffer l'huile d'olive dans une poêle. Ajouter le pesto et cuire 30 sec. Ajouter les tomates et cuire en remuant environ 2 min, jusqu'à ce qu'elles éclatent légèrement.

Verser les tomates dans un plat creux. Saler et laisser macérer de 3 à 12 h à température ambiante avant de servir.

Christophe Alary, chef – enseignant
à l'École hôtelière de la Capitale à Québec,
élu chef de l'année 2004 par ses pairs

Rouleaux
de printemps

Temps de préparation : 45 minutes
Difficulté : moyenne

4 portions

Un filet d'huile d'olive
150 g (1 ½ tasse) de chanterelles émincées ou d'enokis
80 g (²/₃ tasse) de poivrons rouges, émincés
80 g (1 tasse) de germes de haricot de soja
2 oignons verts, émincés
15 g (½ tasse) de menthe fraîche, hachée
15 g (½ tasse) de coriandre fraîche, hachée
1 c. à café d'huile de sésame
Sel et poivre du moulin
4 feuilles de riz
4 brins de ciboulette fraîche

Chauffer l'huile d'olive dans une poêle. Cuire les champignons et les poivrons à feu vif en prenant soin de les garder croquants. Utiliser les enokis crus.

Dans un bol, mélanger tous les autres ingrédients, sauf les feuilles de riz et la ciboulette, et laisser reposer 30 min à température ambiante.

Tremper les feuilles de riz dans un grand bol d'eau tiède environ 1 min pour les ramollir.

Étaler les feuilles de riz sur un plan de travail et bien les éponger.

Mettre un peu de farce au centre de chaque feuille, rabattre les côtés et rouler en serrant bien.

Attacher les rouleaux avec les brins de ciboulette.

Jean-Pierre Cloutier, chef – propriétaire
du *Café-restaurant du Musée* à Québec

Sardines tièdes
sur oignons marinés

Temps de préparation : 30 minutes
Marinade : 3 heures
Difficulté : facile

4 portions

240 g de sardines en conserve
160 g (1 tasse) d'oignons rouges, en fines rondelles
40 g (⅓ tasse) d'un mélange de poivrons jaune,
vert et rouge, en lamelles
3 c. à café de câpres
2 c. à soupe de jus de citron, fraîchement pressé
80 ml (⅓ tasse) d'huile d'olive
250 g de pommes de terre grelots
Sel et poivre du moulin

Mélanger les oignons, les poivrons, les câpres et le jus de citron dans un grand bol. Saler et poivrer.

Ajouter l'huile d'olive, couvrir et laisser mariner 3 h dans le réfrigérateur.

Pendant ce temps, cuire les pommes de terre dans de l'eau bouillante salée. Refroidir, égoutter et réserver.

Au moment de servir, couper les pommes de terre en rondelles et dresser au centre d'un plat allant au four. Couvrir avec les oignons bien égouttés sans cacher complètement les pommes de terre.

Déposer les sardines sur les oignons et arroser avec l'huile de marinade des oignons.

Cuire au four à 180 °C de 7 à 8 min. Poivrer et servir immédiatement.

Benoît Dussault, chef – enseignant
à l'École hôtelière de la Capitale à Québec

Trio de trempettes (sauces) pour crudités

Temps de préparation : 5 minutes
Difficulté : facile

1 portion

Servez les bols de sauce sur un grand plateau avec des légumes au choix : champignons, chou-fleur, bâtonnets de tige de brocoli, radis, etc. Pour faire suer les poireaux, faites-les revenir à feu doux dans un peu d'huile d'olive afin qu'ils rendent une partie de leur eau de végétation.

SAUCE DE BASE

2 c. à soupe de yogourt nature
80 g (⅓ tasse) de mayonnaise
2 c. à café de jus de citron, fraîchement pressé
Sel et poivre du moulin

TOMATE ET BASILIC

4 c. à café de pâte de tomates
6 feuilles de basilic, hachées finement
2 c. à café de sucre

MIEL ET CARI

2 c. à café de poudre de cari
1 c. à soupe de miel

AIL ET POIREAUX

2 c. à soupe de poireaux, émincés et sués
½ gousse d'ail, hachée

À l'aide du robot, mélanger la sauce de base avec les autres ingrédients choisis.

Jean-Pierre Cloutier, chef – propriétaire
du *Café-restaurant du Musée* à Québec

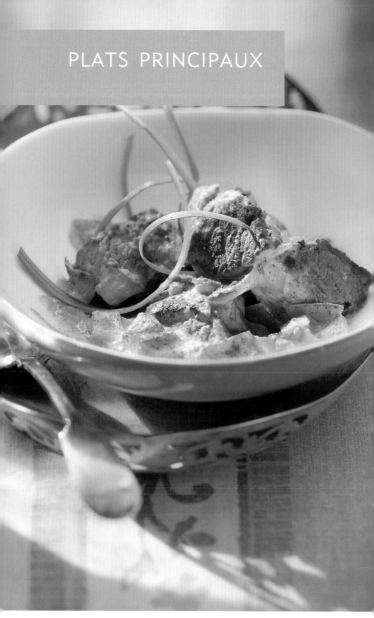

AGNEAU ÉPICÉ À L'INDIENNE

Agneau épicé
à l'indienne

Temps de préparation : 2 heures   4 portions
Difficulté : moyenne

*Vous aimerez servir ce plat avec du riz pilaf
dont vous trouverez une recette à la page 347.*

700 g d'épaule d'agneau, en cubes
1 ½ c. à soupe d'huile d'olive
80 g (½ tasse) d'oignons, hachés grossièrement
3 gousses d'ail
2 c. à café de gingembre frais, haché finement
1 c. à soupe de piments rouges forts
10 graines de cardamome
10 graines de coriandre
4 clous de girofle entiers
1 ½ c. à café de graines de cumin
1 feuille de laurier
Sel et poivre blanc
125 g (½ tasse) de yogourt nature à 8 % de matière grasse
ou plus
1 c. à café de paprika (facultatif)

*Chauffer l'huile d'olive dans une casserole à fond
épais et faire dorer la viande de tous les côtés.
Ajouter les oignons et bien remuer. Faire revenir
de 3 à 4 min.*
*À l'aide du robot ou dans un mortier, réduire
en purée l'ail, le gingembre, les piments,
la cardamome, la coriandre, les clous de girofle,
le cumin et le laurier. Saler et poivrer.
Mélanger avec la viande et cuire quelques minutes.*
*Verser le yogourt très lentement dans la casserole
afin de lui permettre de se tempérer et de créer
ainsi le liquide de braisage. Rectifier
l'assaisonnement et porter à ébullition. Couvrir,
réduire le feu et laisser mijoter doucement environ*

1 h 15 en remuant fréquemment.
Saupoudrer de paprika et servir.

Jean Vachon, chef – enseignant
à l'École hôtelière de la Capitale à Québec

Bœuf grillé
à la coréenne

Temps de préparation : 50 minutes   **3 ou 4 portions**
Difficulté : facile   **(si servi avec d'autres plats)**

Le bœuf sera plus facile à découper en fines tranches si vous le faites d'abord congeler partiellement.

500 g de bifteck de bœuf (bavette ou autre),
en fines tranches
4 oignons verts, en morceaux de 2,5 cm

MARINADE

60 ml (¼ tasse) de sauce soja
2 c. à soupe d'huile de sésame
2 c. à soupe de saké ou de xérès
1 c. à soupe de sucre
2 c. à soupe de graines de sésame, grillées
et moulues (voir p. 207)
2 gousses d'ail, en fines tranches
2 c. à café de gingembre frais, râpé
Sel et poivre du moulin
Flocons de piment

*Préparer la marinade en mélangeant
tous les ingrédients qui la composent.
Verser sur la viande, couvrir et laisser mariner
au moins 30 min dans le réfrigérateur.*

*Bien égoutter la viande. Cuire avec les oignons verts
à feu vif dans une poêle à fond cannelé ou un wok.*

Susan Sylvester, chef – enseignante
à l'École hôtelière de la Capitale à Québec

Bœuf
à la citronnelle

Temps de préparation : 20 minutes
Difficulté : facile

4 portions

Le bœuf à la citronnelle est délicieux avec du riz
parfumé cuit à la vapeur et assaisonné avec
de la sauce de poisson.

175 ml (¾ tasse) d'huile végétale
160 g (1 tasse) d'oignons, émincés
2 c. à café d'ail, haché finement
2 c. à soupe de citronnelle, hachée
2 c. à café de gingembre frais, haché finement
160 g (1 tasse) d'oignons verts, émincés
500 g de bœuf à fondue chinoise
60 ml (¼ tasse) de sauce de poisson
(nuoc-mâm ou nam pla)
2 c. à café de sucre
2 c. à soupe de graines de sésame, grillées
Sel et poivre du moulin
Quelques feuilles de coriandre fraîche

Chauffer un wok à feu vif, verser l'huile et cuire
les oignons, l'ail, la citronnelle, le gingembre,
les oignons verts et le bœuf à feu moyen-vif
de 1 à 2 min.

Ajouter la sauce de poisson, le sucre et les graines
de sésame. Saler et poivrer. Cuire
de 1 à 2 min à feu moyen-vif.

Servir immédiatement et garnir de coriandre.

Yves Moscato, chef – copropriétaire
du restaurant *48 Saint-Paul, Cuisine_monde* à Québec

Bœuf du Bengale

Temps de préparation : 45 minutes
Difficulté : moyenne

6 portions

Ce plat est particulièrement succulent avec du riz basmati. La richesse de ses saveurs vous fera connaître le nirvana !

60 ml (¼ tasse) d'huile d'olive
750 g de bœuf haché maigre
4 oignons, en fines tranches
3 gousses d'ail, hachées
1 c. à soupe de poudre de cari
1 c. à café de curcuma moulu
1 c. à soupe de farine
2 c. à café de sel
Poivre du moulin
½ c. à café de cardamome moulue
1 cube de bouillon de bœuf, émietté
375 ml (1 ½ tasse) d'eau
60 ml (¼ tasse) de vinaigre
100 g (½ tasse) de raisins secs
30 g (¼ tasse) de pignons
60 g (½ tasse) de pistaches écalées
375 g (1 ½ tasse) de yogourt ou de kéfir nature

Chauffer l'huile d'olive dans une grande casserole à fond épais. Cuire le bœuf et réserver.

Dans la même casserole, faire revenir les oignons et l'ail 20 min à feu moyen-doux. Ajouter le cari et le curcuma et cuire doucement 2 min.

Ajouter la farine et le sel en remuant bien. Poivrer généreusement.

Ajouter la cardamome, le cube de bouillon émietté, l'eau, le vinaigre, les raisins secs et le bœuf. Bien mélanger, couvrir et laisser mijoter 20 min. Ajouter les pignons et les pistaches.

Servir dans des assiettes individuelles. Napper chaque portion avec environ 4 c. à soupe de yogourt.

Richard Béliveau

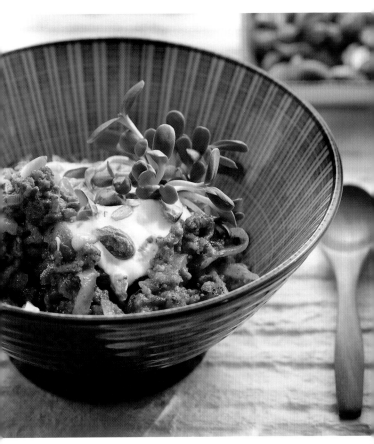

BŒUF DU BENGALE

Brochettes
de poulet yakitori

Temps de préparation : 1 h 15　　　　　　　**4 portions**
Difficulté : moyenne

*La cuisson au barbecue convient parfaitement
à cette recette. Le mirin est un vin doux de riz
japonais. Vous trouverez le mirin, le sancho
et le togarashi dans les épiceries japonaises,
la plupart des épiceries asiatiques et de nombreux
comptoirs à sushis de supermarché.*

8 cuisses de poulet, désossées et coupées en cubes
de 2,5 cm

8 oignons verts

Sancho (poivre japonais) ou togarashi (piments rouges
séchés)

8 quartiers de citron

SAUCE YAKITORI

60 ml (¼ tasse) de saké

80 ml (⅓ tasse) de sauce soja

1 c. à soupe de vin de riz doux (mirin)

1 c. à soupe de sucre glace

*Mélanger tous les ingrédients qui composent
la sauce dans une casserole. Porter à ébullition,
réduire le feu et laisser mijoter 10 min à découvert.*

Préchauffer le four à 200 °C.

*Placer une grille sur une plaque à pâtisserie
et la huiler légèrement. Étaler les cubes de poulet
sur la grille et cuire au four environ 10 min,
jusqu'à ce que le jus s'écoule et que le poulet
commence à dorer.*

*Retirer le poulet du four et bien le mélanger avec
la sauce. Remettre le poulet sur la grille et cuire
les cubes 1 min de chaque côté en prenant soin de les
badigeonner de sauce avant de les retourner. Réserver.*

Poser les oignons verts entiers sur la grille ayant servi à la cuisson du poulet. Griller légèrement environ 1 min de chaque côté, puis les couper en morceaux de 2,5 cm.

Alterner 4 morceaux de poulet et 3 morceaux d'oignon vert sur chaque brochette.

Mettre les brochettes sur une grille et terminer la cuisson au four à 140 °C environ 5 min en remuant fréquemment et en badigeonnant souvent la volaille avec la sauce. On peut aussi terminer la cuisson au barbecue.

Dresser les brochettes sur un plat, saupoudrer de sancho ou de togarashi et accompagner de quartiers de citron.

Susan Sylvester, chef – enseignante
à l'École hôtelière de la Capitale à Québec

Chili Tex-Mex

Temps de préparation : 1 heure
Difficulté : facile

8 à 10 portions

Préparez ce plat à l'avance et réchauffez-le juste avant de servir. Une bonne idée quand on reçoit des amis et qu'on souhaite passer plus de temps en leur compagnie que seul à ses fourneaux.

Huile d'olive
2 oignons, hachés
3 gousses d'ail, hachées
1 poivron rouge, en petits cubes
1 poivron vert, en petits cubes
250 g de bœuf haché maigre
1 ½ c. à soupe d'assaisonnement au chili
½ c. à café de cumin moulu
Sel et poivre du moulin
500 g (2 ¼ tasses – 1 boîte de 540 ml) de haricots rouges en conserve, rincés et égouttés
200 g (1 tasse) de riz
500 ml (2 tasses) de sauce tomate
250 ml (1 tasse) d'eau
340 g (2 ¼ tasses – 1 boîte de 540 ml) de tomates étuvées en conserve

Chauffer l'huile d'olive dans un faitout. Faire revenir les oignons, l'ail et les poivrons à feu moyen-vif.

Ajouter la viande et cuire en remuant.

Dans un petit bol, mélanger l'assaisonnement au chili, le cumin et 3 c. à soupe d'eau pour obtenir une pâte. Verser dans le faitout et bien remuer. Saler et poivrer.

Ajouter les haricots, le riz, la sauce tomate, l'eau et les tomates. Couvrir et cuire à feu doux 30 min sans enlever le couvercle.

Retirer le couvercle, bien remuer et continuer la cuisson jusqu'à obtenir la consistance voulue.

Richard Béliveau

Fusillis
all'arrabiata

Temps de préparation : 45 minutes   **4 portions**
Difficulté : facile

250 g de petits fusillis
1 c. à soupe d'huile d'olive
1 oignon, haché
2 gousses d'ail, émincées
½ c. à café de flocons de piment fort
1 piment Jalapeño, haché finement
175 g (1 ¾ tasse) de champignons, en tranches
2 tomates mûres, pelées et coupées en dés
225 g (1 ½ tasse) de tomates broyées en conserve
1 c. à soupe de vinaigre balsamique
Une pincée de sel marin
Une pincée de sucre
Une pincée de poivre de Cayenne
8 à 10 feuilles de basilic frais, en fines lanières

Chauffer l'huile d'olive dans une poêle et faire revenir l'oignon 2 min à feu moyen-vif.

Ajouter l'ail et les flocons de piment. Remuer et cuire 1 min.

Ajouter le piment Jalapeño et les champignons. Remuer et cuire de 3 à 4 min.

Incorporer les tomates, le vinaigre, le sel et le sucre.

Porter à ébullition, réduire le feu et laisser mijoter environ 10 min pour réduire en sauce.

Ajouter le poivre de Cayenne et le basilic.

Cuire les pâtes de 7 à 10 min dans une grande quantité d'eau bouillante jusqu'à ce qu'elles soient tendres, mais encore fermes sous la dent (al dente).

Égoutter et bien les mélanger avec la sauce.

**Jean Vachon, chef – enseignant
à l'École hôtelière de la Capitale à Québec**

Escalopes
de saumon pochées au vin blanc

Temps de préparation : 30 minutes　　　　**4 portions**
Difficulté : moyenne

Ces escalopes sont délicieuses servies avec du bon riz parfumé.

4 escalopes de saumon
Le zeste d'une demi-orange
80 ml (⅓ tasse) de vin blanc

BEURRE D'AGRUMES

Le jus d'une orange, fraîchement pressé
Le jus d'un citron, fraîchement pressé
2 c. à soupe d'échalotes, ciselées
2 c. à soupe de miel
1 c. à soupe de fécule de maïs
175 ml (¾ tasse) de crème à 15 %
Sel et poivre du moulin

Verser le jus d'orange et le jus de citron dans une casserole. Ajouter les échalotes et le miel. Laisser réduire à feu moyen-vif jusqu'à consistance sirupeuse.

Délayer la fécule de maïs dans la crème. Verser dans la casserole et laisser mijoter 5 min à feu doux. Saler et poivrer.

Préchauffer le four à 180 °C. Huiler un plat à rôtir ou un moule à tarte. Étendre les escalopes au fond, saler et poivrer. Ajouter le zeste d'orange et le vin. Couvrir avec une feuille de papier d'aluminium.

Cuire au four de 10 à 15 min, jusqu'à ce que le saumon soit cuit à votre goût. Napper de beurre d'agrumes et servir immédiatement.

Christophe Alary, chef – enseignant à l'École hôtelière de la Capitale à Québec, élu chef de l'année 2004 par ses pairs

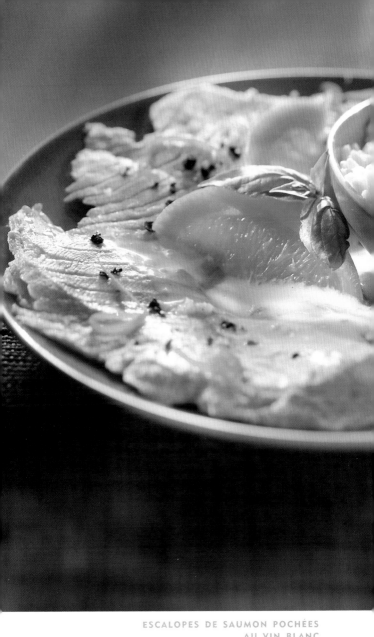

ESCALOPES DE SAUMON POCHÉES
AU VIN BLANC

Maquereau
grillé à la japonaise

Temps de préparation : 30 minutes   **4 portions**
Difficulté : moyenne

4 petits maquereaux
Sel
1 citron, en quartiers
1 concombre, en julienne
4 feuilles de laitue
1 tomate, en quartiers
Daïkon, râpé finement
Sauce soja

Ouvrir et nettoyer les poissons. À l'aide d'un couteau bien affûté, quadriller délicatement la peau et saler légèrement.

Mettre les poissons sur la grille, côté peau en dessous, et griller jusqu'à ce qu'ils soient cuits aux trois quarts. Retourner à l'aide d'une spatule et griller jusqu'à cuisson.

Servir dans des assiettes individuelles. Garnir chaque portion avec un quartier de citron, le quart de la julienne de concombre, une feuille de laitue et un quartier de tomate.

Ajouter le daïkon râpé en petit tas et le colorer avec quelques gouttes de sauce soja avant de servir.

Joe Nagata, chef au restaurant japonais *Ginko* à Québec

Filets de saumon en croûte d'épinards

Temps de préparation : 45 minutes   **4 portions**
Difficulté : moyenne

Préparez votre mélange de fines herbes selon vos goûts et ce que vous avez sous la main.

4 filets de saumon de 150 g chacun
600 g d'épinards frais
Sel
Fines herbes fraîches (basilic, thym, romarin, estragon, origan, persil), hachées
Parmesan, fraîchement râpé
Le jus d'un citron, fraîchement pressé

Cuire les épinards à la vapeur. Bien presser pour extraire l'eau et hacher très finement. Assécher quelques secondes dans une casserole placée à feu moyen-vif. Saler.

Étendre la purée d'épinards sur les filets de saumon. Ajouter les fines herbes.

Ranger les filets dans un plat allant au four et cuire à 180 °C environ 20 min.

Parsemer d'un peu de parmesan et placer sous le gril pour gratiner. Arroser de jus de citron et servir immédiatement.

Philippe Castel,
élu chef santé de l'année 2004 par ses pairs

Saumon teriyaki

Temps de préparation : 20 minutes   **4 portions**
Marinade : 3 heures
Difficulté : facile

La sauce soja japonaise porte le nom de shoyu lorsqu'elle est faite avec des céréales grillées (riz, orge ou blé) et des haricots de soja fermentés.

4 darnes de saumon de l'Atlantique
125 ml (½ tasse) de vin de riz doux (mirin)
125 ml (½ tasse) de sauce soja japonaise
(shoyu) ou sauce soja
Oignons verts entiers (partie blanche seulement)

Mélanger le vin de riz et la sauce soja dans un petit bol.

Mettre les darnes de saumon dans un grand sac plastique à fermeture hermétique. Verser la sauce dans le sac et bien fermer. Laisser mariner 3 h dans le réfrigérateur en retournant le sac de temps en temps.

Fendre les oignons verts en 4 sur la longueur et laisser tremper 30 min dans un bol d'eau froide.

Chauffer le gril du four.

Sortir les darnes de la marinade et les mettre sur une grille placée sur une lèchefrite. Griller le saumon 10 min sur la première ou la deuxième grille du haut (selon la hauteur de la lèchefrite) en prenant soin de retourner les darnes à mi-cuisson.

Servir chaque portion avec un oignon vert bien épongé.

Richard Béliveau

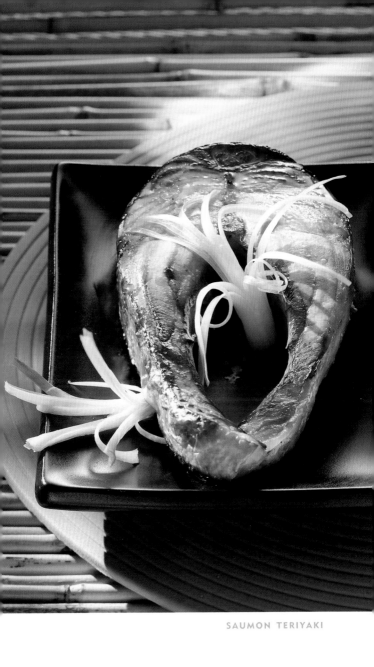

SAUMON TERIYAKI

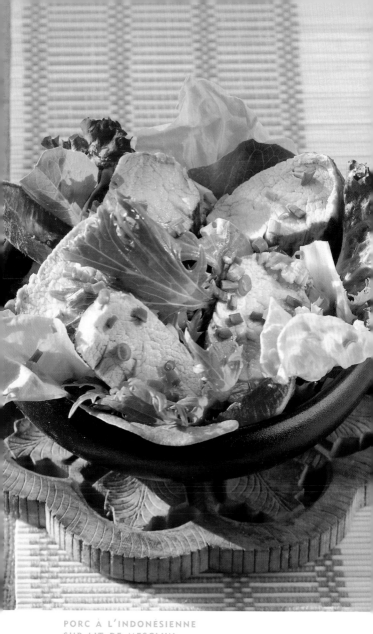

PORC À L'INDONÉSIENNE
SUR LIT DE MESCLUN

Porc à l'indonésienne
sur lit de mesclun

Temps de préparation : 1 heure   **4 portions**
Marinade : 1 à 2 heures
Difficulté : facile

Le porc est à son meilleur quand la chair cuite est rosée sans être saignante.

720 g de filets de porc
300 g de salades variées bien fraîches (mesclun)

MARINADE

Le jus d'un citron vert, fraîchement pressé
2 c. à soupe de sauce soja chinoise
2 c. à soupe de cassonade foncée ou de sucre roux
2 ou 3 gousses d'ail, écrasées
1 c. à soupe de cumin moulu
1 c. à soupe de poudre de cari
1 c. à café de curcuma moulu
½ c. à café de sambal œlek
(voir p. 212) ou de flocons de piment fort
1 c. à soupe d'huile de sésame
2 c. à soupe d'huile d'olive

VINAIGRETTE

125 ml (½ tasse) d'huile d'olive
1 c. à café de sauce soja chinoise
1 c. à café de vinaigre de riz
1 c. à café de ciboulette fraîche, hachée finement
Poivre du moulin

Mélanger tous les ingrédients qui composent la marinade dans un bol.

Mettre les filets de porc dans un grand sac plastique à fermeture hermétique et verser la marinade. Bien fermer le sac et remuer pour enrober parfaitement la viande. Laisser mariner de 1 à 2 h dans le réfrigérateur en retournant le sac de temps en temps.

Sortir les filets de la marinade. Dans une poêle antiadhésive, saisir les filets de tous les côtés à feu vif. Mettre les filets sur la grille du centre.

Cuire au four à 200 °C, environ 35 min.

Mélanger tous les ingrédients qui composent la vinaigrette dans un bol. Verser sur le mesclun et bien remuer.

Découper les filets de porc en fines tranches et servir sur le lit de mesclun.

Richard Béliveau

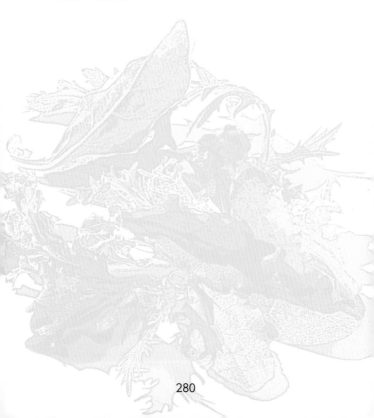

Filets de poisson blanc à l'indienne

Temps de préparation : 45 minutes
Difficulté : facile

5 portions

5 filets de poisson blanc d'environ 125 g chacun
100 g (½ tasse) de carottes, râpées
1 tomate, en quartiers
1 citron vert, en tranches

MARINADE

1 gousse d'ail, hachée finement
2 c. à café de garam masala (recette p. 322)
¼ c. à café de piments en flocons
½ c. à café de curcuma moulu
Sel
2 c. à soupe de coriandre fraîche, hachée finement
2 c. à soupe d'huile végétale
Le jus d'un citron, fraîchement pressé

Mettre les filets de poisson sur une plaque légèrement huilée.

Préparer la marinade en mélangeant l'ail, le garam masala, les piments, le curcuma, le sel et la coriandre. Ajouter l'huile et le jus de citron et bien mélanger.

À l'aide d'un pinceau, badigeonner le poisson avec la marinade. Couvrir et laisser reposer environ 30 min dans le réfrigérateur.

Préchauffer le four à 200 °C.

Cuire le poisson au four en arrosant avec le jus de cuisson de temps à autre.

Mettre le poisson dans un plat de service et garnir de carottes, de quartiers de tomate et de tranches de citron vert. Servir immédiatement.

Jean Vachon, chef – enseignant
à l'École hôtelière de la Capitale à Québec

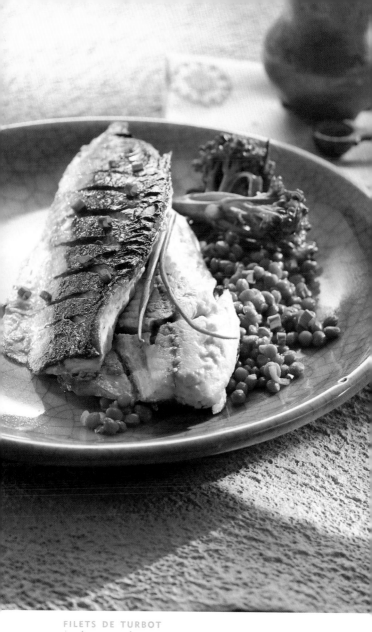

FILETS DE TURBOT
À L'HUILE D'OLIVE ET LENTILLES ROUGES

Filets de turbot
à l'huile d'olive
et lentilles rouges

Temps de préparation : 30 minutes   **4 portions**
Difficulté : facile

Suggestion de présentation : servez les filets de turbot avec des bouquets de brocoli cuits à la vapeur et des pousses de lentilles.

4 filets de turbot frais de 125 g chacun
4 c. à soupe d'huile d'olive
200 g (1 tasse) de lentilles rouges en conserve, lavées et égouttées
1 échalote grise, hachée
1 c. à café de curcuma moulu
3 gousses d'ail, hachées
500 ml (2 tasses) de bouillon de poulet
25 g (¾ tasse) de ciboulette fraîche, hachée finement
Sel et poivre du moulin

Chauffer 2 c. à soupe d'huile d'olive dans une poêle. Faire revenir les lentilles, l'échalote, le curcuma et l'ail de 2 à 3 min à feu moyen-vif.

Ajouter le bouillon et cuire doucement pendant 4 min. Saler et poivrer. Ajouter la ciboulette et réserver.

À l'aide d'un petit couteau bien affûté, faire quelques incisions sur la peau des filets de turbot.

Chauffer 2 c. à soupe d'huile d'olive dans une poêle. Cuire les filets environ 2 min de chaque côté, jusqu'à ce que la chair soit opaque. Saler et poivrer.

Servir les filets sur un lit de lentilles rouges.

Jean-Luc Boulay, chef – propriétaire
du restaurant *Le Saint-Amour* **à Québec**

Nouilles soba froides

Temps de préparation : 20 minutes   **4 portions**
Difficulté : facile

Les nouilles soba sont faites de sarrasin et de blé. Les Japonais en fabriquent depuis le XVe siècle.

250 g de nouilles soba
Oignons verts, hachés
Coriandre fraîche, hachée
Graines de sésame

VINAIGRETTE

6 c. à soupe de sauce soja
2 c. à soupe de vinaigre de riz
1 ½ c. à café d'huile de sésame
1 c. à café de sucre
1 c. à soupe de gingembre frais, haché

Cuire les nouilles dans l'eau bouillante en suivant les indications inscrites sur l'emballage. Égoutter, couvrir et réserver dans le réfrigérateur.

Mélanger tous les ingrédients qui composent la vinaigrette dans un petit bol. Rectifier l'assaisonnement et verser sur les nouilles froides.

Garnir d'oignons verts, de coriandre et de graines de sésame.

Susan Sylvester, chef – enseignante
à l'École hôtelière de la Capitale à Québec

Nouilles à la pékinoise

Temps de préparation : 30 minutes
Difficulté : moyenne

6 portions

*La sauce hoisin est très utilisée dans la cuisine
chinoise. Elle est faite avec des haricots de soja
fermentés, des épices et des piments séchés.
Elle est épaisse et de couleur brun rougeâtre.*

Huile végétale
1 oignon, émincé
375 g de porc haché
4 gousses d'ail, hachées finement
1 c. à café de gingembre frais, haché
1 c. à soupe de sucre
1 c. à soupe de sauce hoisin
2 c. à soupe de sauce soja
2 c. à soupe de vin blanc
2 c. à soupe d'eau
400 g de nouilles de riz
250 g de germes de haricots de soja,
lavés et égouttés
⅓ de concombre, en fines lanières
8 radis, émincés
3 cornichons, émincés
4 oignons verts, hachés

*Chauffer l'huile dans un wok et faire revenir
l'oignon à feu vif. Ajouter le porc, l'ail
et le gingembre. Cuire 3 min, puis incorporer
le sucre, la sauce hoisin et la sauce soja.
Ajouter le vin et l'eau. Laisser frémir 5 min et réserver.
Cuire les nouilles dans l'eau bouillante salée en
suivant les indications inscrites sur l'emballage.
Bien égoutter.
Dresser les nouilles en nid dans des assiettes creuses.
Remplir les nids de viande et distribuer en parts
égales les germes de haricots de soja, le concombre,
les radis, les cornichons et les oignons verts.*

Jean Vachon, chef – enseignant
à l'École hôtelière de la Capitale à Québec

Nouilles sautées à l'indonésienne

Temps de préparation : 25 minutes
Difficulté : moyenne

4 portions

La pâte de crevette est un ingrédient populaire de la cuisine asiatique. Son utilisation est facultative dans cette recette.

250 g de nouilles chinoises au blé ou aux œufs
Huile végétale
3 gousses d'ail, hachées finement
1 oignon, émincé
2 c. à café de pâte de crevette (facultatif)
1 côtelette de porc, désossée et coupée en lanières
250 g de crevettes, décortiquées et déveinées
2 branches de céleri, émincées
2 feuilles de chou, émincées
Sel et poivre du moulin
2 c. à soupe de sauce soja légère

Cuire les nouilles dans l'eau bouillante salée en suivant les indications inscrites sur l'emballage. Bien égoutter et réserver.

Chauffer l'huile dans un wok et faire revenir l'ail, l'oignon et la pâte de crevette à feu vif. Ajouter le porc et les crevettes et cuire quelques minutes.

Ajouter le céleri et le chou. Saler et poivrer.

Bien mélanger le tout avec les nouilles et la sauce soja.

**Jean Vachon, chef – enseignant
à l'École hôtelière de la Capitale à Québec**

Nouilles soba
au thon et gingembre

Temps de préparation : 25 minutes   4 portions
Difficulté : facile

250 g de nouilles soba
1 c. à soupe de vinaigre de riz
1 c. à soupe de gingembre mariné, haché
80 ml (1/3 tasse) d'huile végétale
2 c. à soupe de sauce soja
1 c. à soupe de sucre
1 c. à soupe d'huile de sésame
340 g de thon en conserve, bien égoutté
80 g (1/2 tasse) d'oignons verts, émincés
40 g (1/2 tasse) de germes de haricots de soja
2 c. à soupe de graines de sésame, grillées (voir p. 207).

Cuire les nouilles dans l'eau bouillante en suivant les indications inscrites sur l'emballage. Égoutter.

Dans un petit bol, mélanger le vinaigre, le gingembre, l'huile végétale, la sauce soja, le sucre et l'huile de sésame.

Mettre les nouilles dans un grand bol de service. Ajouter le thon, les oignons verts, les germes de haricots de soja et les graines de sésame. Bien mélanger avec la vinaigrette et servir.

Yves Moscato, chef – copropriétaire
du restaurant *48 Saint-Paul, Cuisine_monde* à Québec

Pâtes au miso aux légumes

Temps de préparation : 30 minutes
Difficulté : moyenne

4 portions

600 g (3 tasses) de pâtes cuites
80 ml (⅓ tasse) d'huile d'olive
150 g (⅔ tasse) de petits bouquets de brocoli
200 g (2 tasses) de champignons, émincés
70 g (⅓ tasse) de carottes, en fines rondelles
125 ml (½ tasse) de bouillon de poulet corsé
2 c. à soupe de miso non dilué
1 c. à café de gingembre frais, râpé
150 g (1 tasse) de tomates mûres, en dés
120 g (⅔ tasse) de courgettes vertes, en dés
2 oignons verts, émincés
3 c. à café de graines de sésame,
grillées (voir p. 207)
4 c. à soupe de coriandre fraîche, hachée
4 c. à café de graines de lin, broyées

Chauffer l'huile d'olive dans une poêle. Cuire les brocolis, les champignons et les carottes à feu moyen-vif.

Ajouter le bouillon et le miso. Porter à ébullition. Ajouter les pâtes, le gingembre, les tomates, les courgettes, les oignons verts et les graines de sésame. Laisser mijoter doucement jusqu'à évaporation presque complète du liquide.

Ajouter la coriandre et les graines de lin. Rectifier l'assaisonnement et servir.

Benoît Dussault, chef – enseignant
à l'École hôtelière de la Capitale à Québec

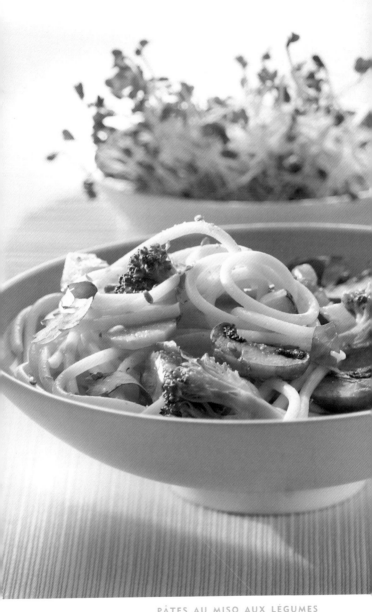

PÂTES AU MISO AUX LÉGUMES

Kebabs d'agneau

Temps de préparation : 1 h 30
Difficulté : moyenne

4 portions

*Ce plat a été introduit en Inde par les musulmans.
Il est vite devenu l'un des mets les plus populaires
du pays. Vous pouvez faire votre propre garam
masala ou l'acheter au supermarché. Savourez
ces brochettes avec une salade de laitues variées.*

1 kg d'agneau haché
1 gros oignon, haché grossièrement
1 morceau de gingembre frais de 5 cm, haché
1 gousse d'ail, écrasée
1 piment vert, haché finement
1 c. à café d'assaisonnement au chili
1 c. à soupe de coriandre fraîche, hachée finement
1 c. à café de garam masala (recette p. 322)
2 c. à café de coriandre moulue
1 c. à café de cumin moulu
1 c. à café de sel
1 œuf, battu
1 c. à soupe de yogourt nature
1 c. à soupe d'huile végétale

*Dans un grand bol, bien mélanger tous
les ingrédients, sauf le yogourt et l'huile.
Couvrir et laisser reposer 1 h dans le réfrigérateur.
Préchauffer le gril.
Avec les mains légèrement farinées, diviser
la préparation en 8 morceaux de même grosseur
et façonner chacun en forme de saucisse.
Enfiler la viande sur des brochettes et les ranger
sur une grande assiette. Couvrir et réserver
au réfrigérateur.
Badigeonner légèrement les brochettes de yogourt
et d'huile. Cuire sur le gril de 8 à 10 min en
retournant de temps à autre, jusqu'à ce qu'elles
soient bien dorées.*

Jean Vachon, chef – enseignant
à l'École hôtelière de la Capitale à Québec

Pissaladière

Temps de préparation : 1 h 15
Difficulté : moyenne

4 portions

La pissaladière est un plat niçois. Les anchois utilisés traditionnellement sont ici remplacés par des sardines.

1 bouquet de persil frais
2 brins de thym frais
1 feuille de laurier
8 grains de poivre noir entiers
80 ml (⅓ tasse) d'huile d'olive
1 kg (6 ¼ tasses) d'oignons, émincés
2 gousses d'ail, hachées
Sel et poivre du moulin
400 g de pâte brisée ou 1 abaisse du commerce
6 sardines entières en conserve
50 g (⅓ tasse) d'olives noires, en fines tranches

Faire un bouquet garni en rassemblant le persil, le thym, le laurier et les grains de poivre dans une étamine. Bien ficeler.

Chauffer l'huile d'olive dans une casserole. Faire revenir les oignons et l'ail avec le bouquet garni à feu doux. Saler et poivrer.

Couvrir et cuire environ 20 min en remuant de temps à autre, tout en évitant de colorer. Retirer le bouquet garni.

Abaisser la pâte et foncer un moule à tarte huilé.

Couvrir la pâte avec les oignons. Disposer les sardines et les olives par-dessus. Cuire au four à 180 °C environ 30 min.

Jean-Pierre Cloutier, chef – propriétaire
du *Café-restaurant du Musée* à Québec

Papillotes
de saumon aux poireaux

Temps de préparation : 30 minutes
Marinade : 1 heure
Difficulté : facile

4 portions

*Ces papillotes gagnent à être servies avec
de la ratatouille. Un mariage qui rendra tous
vos convives heureux !*

150 g de filet de saumon ou de maquereau,
en lanières
80 ml (⅓ tasse) d'huile d'olive
115 g (¾ tasse) de poireaux, émincés
Le jus d'un citron

MARINADE

2 gousses d'ail, hachées
Le jus d'un citron, fraîchement pressé
1 c. à soupe de persil frais, haché
2 c. à café d'origan frais, haché
Une pincée de flocons de piment rouge
Sel et poivre du moulin

*Chauffer l'huile d'olive et cuire les poireaux à feu
vif. Déglacer avec le jus de citron.*

*Dans un grand bol, mélanger les poireaux avec
tous les ingrédients de la marinade. Ajouter
le poisson, couvrir et laisser reposer 1 h dans
le réfrigérateur.*

*Couper 4 feuilles de papier d'aluminium de
30 × 15 cm. Mettre le quart du poisson et le quart
de la garniture au centre de chacune. Faire
des papillotes en roulant les extrémités comme
pour faire un emballage de bonbon.*

*Cuire au four à 165 °C ou au barbecue
environ 12 min.*

Jean-Pierre Cloutier, chef – propriétaire du *Café-restaurant
du Musée* à Québec

Lasagnes aux poireaux
et au fromage de chèvre

Temps de préparation : 1 h 45
Difficulté : moyenne

6 portions

6 à 8 feuilles de lasagnes
1 aubergine, en tranches
2 poivrons rouges, coupés en deux et évidés
3 c. à soupe d'huile d'olive
4 poireaux, émincés finement
1 courgette, en tranches
200 g de fromage de chèvre frais non affiné, émietté
50 g (⅓ tasse) de parmesan, fraîchement râpé

BÉCHAMEL

60 g (¼ tasse) de beurre
100 g (⅔ tasse) de farine
900 ml (3 ⅔ tasses) de lait
Sel et poivre du moulin
Muscade râpée

Cuire les lasagnes en suivant les indications inscrites sur l'emballage.

Saler légèrement les tranches d'aubergine et laisser égoutter dans une passoire environ 20 min pour les faire dégorger.

Mettre les poivrons sur une plaque, face coupée vers le bas, et griller au four jusqu'à ce que la peau soit noircie. Laisser refroidir avant de peler et d'émincer.

Rincer les tranches d'aubergine à l'eau froide et bien éponger avec du papier essuie-tout.

Chauffer l'huile d'olive dans une poêle et faire revenir les poireaux, la courgette, les poivrons et l'aubergine environ 5 min à feu moyen-vif.

Dans une casserole, préparer la béchamel en faisant fondre le beurre à feu moyen-doux. Ajouter la farine et cuire environ 2 min en remuant constamment. Verser le lait et cuire à feu moyen en remuant sans cesse à l'aide d'un fouet jusqu'à ce que la sauce épaississe. Saler et assaisonner de muscade.

Monter les lasagnes en faisant alterner légumes, fromage de chèvre, parmesan et béchamel. Terminer par une couche de sauce et une dernière de parmesan.

Cuire au four à 190 °C environ 30 min.

Jean Vachon, chef – enseignant
à l'École hôtelière de la Capitale à Québec

TRUC HUILE D'OLIVE

On devrait remplacer le plus souvent possible le beurre et les autres huiles par de l'huile d'olive (première pression à froid si possible). C'est en effet le meilleur gras pour la santé. Elle peut être utilisée aussi bien dans les plats cuits que nature (vinaigrettes).

PETITE RECETTE DE TREMPETTE (SAUCE)
Huile d'olive première pression de son choix (environ 125 ml)
3 ou 4 gousses d'ail écrasées et pelées
Poivre noir, sel, persil et **thym**
¼ de c. à café de **piment d'Espelette**,
de **chili** broyé ou de **Cayenne**.
Laisser reposer au moins une demi-heure et déguster en y trempant des morceaux d'un bon pain aux céréales. Se conserve plusieurs semaines au réfrigérateur dans un pot en verre fermé hermétiquement.

Spaghettis
à la sicilienne

Temps de préparation : 1 heure
Difficulté : moyenne

4 portions

300 g de spaghettis
3 c. à soupe d'huile d'olive
2 poivrons rouges, en dés
8 tomates italiennes, en dés
1 aubergine, en dés
1 oignon, haché
2 gousses d'ail, hachées
80 ml (⅓ tasse) d'eau
80 ml (⅓ tasse) de vin rouge
30 g (1 tasse) de basilic frais, haché
(en réserver un peu pour garnir)
30 g (1 tasse) de persil plat frais, haché
50 g (¼ tasse) d'anchois, en petits morceaux
12 olives noires, en fines tranches
2 c. à soupe de câpres
Sel et poivre du moulin
Parmesan, fraîchement râpé

*Chauffer l'huile d'olive et cuire les poivrons,
les tomates, l'aubergine, l'oignon et l'ail de 10 à 15 min.*

*Ajouter l'eau, le vin, le basilic et le persil. Porter
à ébullition, couvrir et laisser mijoter de 10
à 15 min.*

*Pendant ce temps, cuire les pâtes en suivant
les indications inscrites sur l'emballage.*

*Ajouter les anchois, les olives et les câpres dans
la casserole contenant les poivrons.
Saler et poivrer. Cuire quelques minutes.*

*Servir sur les spaghettis et garnir de parmesan
et de basilic.*

Jean Vachon, chef – enseignant
à l'École hôtelière de la Capitale à Québec

Pâté chinois
aux lentilles

Temps de préparation : 1 h 15
Difficulté : facile

4 à 6 portions

Une innovation sur un plat classique des Québécois.

2 petites pommes de terre, en quartiers
2 carottes, en tranches
1 chou-fleur, en petits bouquets
Huile d'olive
3 ou 4 gousses d'ail
1 gros oignon, haché
250 g de bœuf haché maigre
475 g (2 ¼ tasses – 1 boîte de 540 ml) de lentilles vertes en conserve, rincées et égouttées
1 c. à café de sarriette ou de thym séché
1 c. à soupe de persil séché
Sel et poivre du moulin
285 g (1 ½ tasse) de maïs en crème ou en grains
1 c. à café de beurre, coupé en morceaux

Préchauffer le four à 180 ºC.

Dans une casserole, cuire les pommes de terre et les carottes environ 20 min. Cuire le chou-fleur au micro-ondes de 8 à 10 min (avec 2 c. à soupe d'eau) ou à la vapeur.

Pendant ce temps, chauffer l'huile d'olive dans un grand poêlon. Faire revenir l'ail et l'oignon à feu moyen-vif environ 5 min, jusqu'à ce qu'ils soient tendres. Ajouter le bœuf et cuire en remuant. Quand la viande est cuite, ajouter les lentilles, la sarriette et le persil. Saler et poivrer. Remuer de 2 à 3 min et retirer du feu.

Égoutter les pommes de terre, les carottes et le chou-fleur. Réduire en purée, puis saler et poivrer.

Verser la préparation de viande et de lentilles

dans un plat allant au four. Couvrir avec le maïs et terminer avec la purée de légumes.

Couvrir avec des petits morceaux de beurre et cuire au four 30 min à découvert.

Richard Béliveau

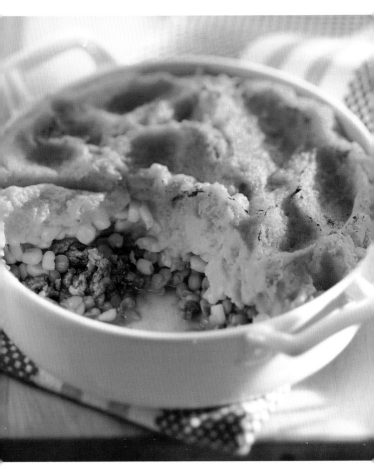

PÂTÉ CHINOIS AUX LENTILLES

Poulet sauté
aux arachides

Temps de préparation : 30 minutes
Difficulté : facile

4 à 6 portions

Servez ce poulet de préférence sur un lit de riz
parfumé cuit à la vapeur.

500 g de blancs de poulet, en fines languettes

2 c. à soupe de fécule de manioc (tapioca)

160 g (1 tasse) de pois mange-tout (pois gourmands),
équeutés et effilés

60 ml (¼ tasse) d'huile végétale

80 g (½ tasse) d'oignons, en languettes

60 g (½ tasse) de poivrons rouges, en languettes

2 c. à soupe de pâte de cari vert

4 c. à soupe de sauce de poisson
(nuoc-mâm ou nam pla)

1 c. à soupe de cassonade ou de sucre roux

15 g (½ tasse) de basilic frais, coupé finement

60 g (½ tasse) d'arachides grillées, hachées

Enrober les languettes de poulet de fécule
et les plonger dans l'eau bouillante pendant 45 sec.

Dans une autre casserole, plonger les pois mange-
tout dans l'eau bouillante pendant 1 min, égoutter
et refroidir à l'eau froide pour arrêter la cuisson.

Chauffer le wok à feu vif, verser l'huile et cuire
les pois mange-tout, les oignons, les poivrons
et le poulet environ 10 min.

Incorporer la pâte de cari, la sauce de poisson,
la cassonade, le basilic et la moitié des arachides.
Bien remuer.

Garnir avec le reste des arachides et servir
immédiatement.

Jean Vachon, chef – enseignant
à l'École hôtelière de la Capitale à Québec

Poulet aux noix de cajou

Temps de préparation : 30 minutes
Difficulté : facile

4 portions

300 g de blancs de poulet, en lamelles
Farine
175 ml (¾ tasse) d'huile de maïs ou d'arachide
10 oignons verts
4 piments rouges séchés en morceaux de 1 cm
2 c. à soupe d'ail, écrasé
60 g (½ tasse) de noix de cajou non salées, grillées
80 g (½ tasse) d'oignon, émincé
3 c. à soupe de sauce aux huîtres
3 c. à soupe de sauce soja
2 c. à soupe de sucre

Enrober le poulet de farine. Chauffer l'huile dans un wok et frire le poulet à feu moyen-vif. Retirer de l'huile et laisser égoutter sur du papier essuie-tout.

Frire les oignons dans la même huile. Ajouter tous les autres ingrédients, sauf le poulet, et laisser mijoter de 2 à 3 min. Terminer par le poulet, remuer et servir immédiatement.

Jean Vachon, chef – enseignant
à l'École hôtelière de la Capitale à Québec

Poulet au cari et au curcuma

Temps de préparation : 40 minutes
Difficulté : facile

4 portions

Servez ce plat avec du riz basmati ou une autre céréale entière cuite.

Le nuoc-mâm est une sauce vietnamienne à base de poissons fermentés dans du sel. Il parfume le riz, les légumes et le poisson. Son équivalent thaïlandais se nomme nam pla. On peut s'en procurer dans les boutiques orientales ou spécialisées.

4 blancs (poitrines) de poulet entiers de 150 g chacun,
sans gras ni peau
2 c. à soupe d'huile d'olive
3 gousses d'ail
4 échalotes, émincées
2 c. à café de poudre de cari
1 c. à café de curcuma moulu
2 c. à soupe de sauce de poisson
(nuoc-mâm ou nam pla)
2 c. à soupe de cassonade ou de sucre roux
500 ml (2 tasses) de lait de coco
Poivre du moulin

Chauffer l'huile d'olive dans une grande poêle. Faire revenir l'ail et les échalotes de 2 à 3 min à feu moyen. Ajouter tous les autres ingrédients et bien mélanger. Laisser mijoter doucement environ 20 min.

Découper le poulet cuit en lanières et servir immédiatement.

Florence Albernhe, chef – propriétaire
du restaurant *Le Grain de riz* à Québec

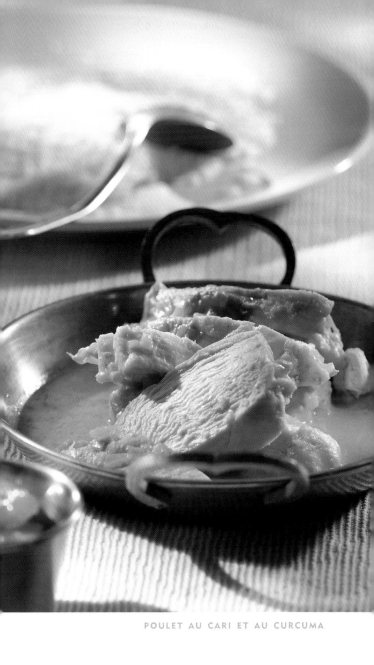

POULET AU CARI ET AU CURCUMA

Poulet en croûte de thé vert

Temps de préparation : 40 minutes   **4 portions**
Difficulté : facile

Cette panure se conserve jusqu'à trois semaines dans un contenant hermétique gardé dans le réfrigérateur. Le thé sencha est un thé vert du Japon de plus en plus apprécié dans le monde entier. Après la cueillette, les feuilles sont passées à la vapeur, puis roulées.

4 blancs de poulet entiers de 150 g chacun, sans gras ni peau
2 c. à soupe d'huile d'olive
PANURE
2 c. à soupe de thé vert japonais
(sencha de préférence) non infusé
2 c. à soupe de menthe fraîche
60 g (¼ tasse) de citronnelle moulue
¾ c. à café de sel
¾ c. à café de cassonade ou de sucre roux
2 c. à soupe de zeste d'orange
2 c. à soupe de zeste de citron
2 c. à soupe de gingembre frais, râpé
½ c. à café de cumin moulu

Mélanger tous les ingrédients qui composent la panure dans un bol.

Bien enrober les blancs de poulet de panure.

Chauffer l'huile dans une grande poêle. Faire revenir le poulet 2 min de chaque côté.

Mettre la volaille dans un plat de cuisson et cuire au four à 180 °C environ 15 min, selon l'épaisseur.

Florence Albernhe, chef – propriétaire
du restaurant *Le Grain de riz* à Québec

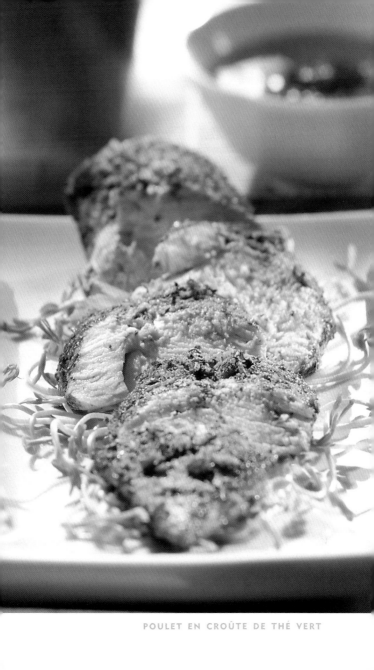

POULET EN CROÛTE DE THÉ VERT

Saumon
au chou croquant

Temps de préparation : 40 minutes   4 portions
Difficulté : facile

1 morceau de saumon de 600 g

1 kg (6 tasses) de chou vert, émincé

3 c. à soupe d'huile d'olive

1 c. à soupe de graines de cumin

Sel et poivre du moulin

175 ml (¾ tasse) de sauce tomate

1 gousse d'ail, hachée finement

Plonger le chou 1 min dans l'eau bouillante. Refroidir sous l'eau et bien égoutter.

Chauffer l'huile d'olive dans une poêle. Faire revenir le chou à feu vif avec le cumin de 1 à 2 min. Saler et poivrer.

Couper le saumon en 4 pavés de même grosseur. Saler et poivrer. Cuire à la vapeur.

Chauffer la sauce tomate et ajouter l'ail.

Disposer un nid de chou croquant au centre de chacune des assiettes chaudes. Poser un pavé de saumon sur le dessus et napper avec un cordon de sauce tomate.

Jean-Luc Boulay, chef – propriétaire
du restaurant *Le Saint-Amour* à Québec

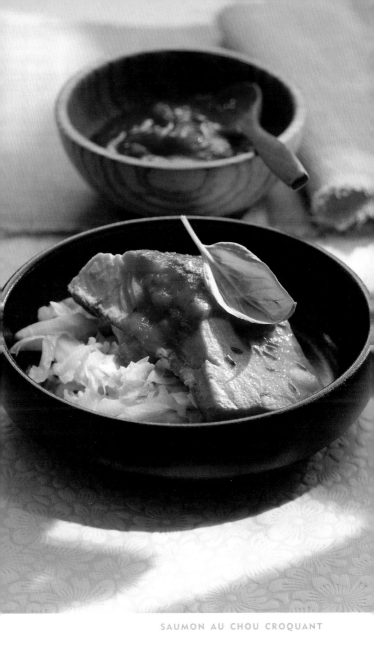

SAUMON AU CHOU CROQUANT

Tartare
d'omble chevalier

Temps de préparation : 25 minutes   **4 portions**
Difficulté : facile

*Vous pouvez remplacer l'omble chevalier par
de la truite ou du saumon. Si vous en avez envie,
servez ce plat avec 4 tranches de radis noir
ou de taro frites dans 3 c. à soupe d'huile végétale
et 2 c. à café d'œufs de lump.*

1 filet d'omble chevalier (très frais) de 320 g,
en petits cubes
1 jaune d'œuf
1 c. à soupe de moutarde de Dijon
2 c. à soupe de vinaigre aux fraises à l'ancienne
ou autre
2 c. à soupe d'huile d'olive
Sel et poivre du moulin
1 oignon vert, haché finement
5 fraises, en petits dés
8 brins d'aneth, hachés

*Mélanger le jaune d'œuf, la moutarde
et le vinaigre dans un bol. Verser l'huile d'olive
très lentement en fouettant vigoureusement
pour faire une mayonnaise. Saler et poivrer.
Couvrir et réserver dans le réfrigérateur.*

*Mélanger le poisson, l'oignon vert, les fraises
et l'aneth dans un grand bol.*

*Incorporer la mayonnaise et remuer jusqu'à
consistance onctueuse. Rectifier l'assaisonnement
et servir.*

**Jean-Pierre Cloutier, chef – propriétaire
du *Café-restaurant du Musée* à Québec**

Tarte aux feuilles de betterave

Temps de préparation : 1 heure
Difficulté : moyenne

4 portions

3 c. à soupe d'huile d'olive
1 petit oignon, émincé
1 gousse d'ail, hachée finement
Environ 250 g de feuilles de betterave ou
de bettes à carde, coupées en tronçons
7 g (¼ tasse) de persil plat frais, haché
Le jus d'un demi-citron, fraîchement pressé
1 abaisse de pâte à tarte maison ou du commerce
80 ml (⅓ tasse) de lait
2 œufs
Une pincée de muscade moulue
60 g (½ tasse) de pignons, grillés (voir p. 312)
2 c. à soupe de tomates séchées, hachées
Sel et poivre du moulin

*Préchauffer le four à 180 °C. Chauffer l'huile
d'olive dans un poêlon à feu moyen. Faire revenir
l'oignon et l'ail jusqu'à ce qu'ils soient transparents.
Ajouter les feuilles de betterave, le persil et le jus
de citron. Saler et poivrer. Cuire à feu moyen-vif
quelques minutes pour attendrir les feuilles.
Retirer du feu et laisser refroidir.*

*Garnir de pâte le fond et les côtés d'un moule
à tarte de 25 cm. Couvrir avec du papier
d'aluminium (ou sulfurisé) et remplir de pois secs.
Cuire au four 10 min. Retirer les pois et le papier
et cuire 10 min de plus. (La pâte doit être sèche
sans être colorée.)*

*Mélanger le lait, les œufs et la muscade dans un
bol. Ajouter les feuilles de betterave, les pignons
et les tomates séchées. Saler et poivrer.*

*Verser la préparation dans l'abaisse et cuire au
four environ 20 min. Servir chaud, tiède ou froid.*

Susan Sylvester, chef – enseignante
à l'École hôtelière de la Capitale à Québec

Strudels
aux légumes

Temps de préparation : 1 heure
Difficulté : moyenne

4 portions ou
12 strudels

2 c. à soupe d'huile d'olive
1 poireau (le vert et le blanc), émincé
2 gousses d'ail, hachées
½ chou-fleur moyen, défait en très petits bouquets
100 g (1 tasse) de champignons de Paris, émincés
1 tomate moyenne, en dés
1 c. à soupe de garam masala (recette p. 322)
1 c. à café d'assaisonnement au chili
1 c. à soupe de curcuma moulu
Sel et poivre du moulin
60 g (¼ tasse) de beurre, fondu
12 feuilles de pâte filo

Chauffer l'huile d'olive dans une poêle. Faire revenir le poireau, l'ail et le chou-fleur à feu moyen environ 3 min en remuant sans cesse.

Ajouter tous les autres ingrédients, sauf le beurre et la pâte filo. Cuire à feu moyen de 5 à 7 min.

Étaler la pâte filo et badigeonner chaque feuille de beurre fondu. Plier chaque feuille en quatre.

Répartir un peu de garniture tiède au centre de chaque feuille. Rouler en forme de cigares en prenant soin de bien enfermer la garniture. Badigeonner l'extérieur de beurre fondu.

Ranger les strudels sur une plaque. Cuire au centre du four à 180 °C de 15 à 20 min. Servir chaud.

Marlène Gagnon, chef – enseignante
à l'École hôtelière de la Capitale à Québec

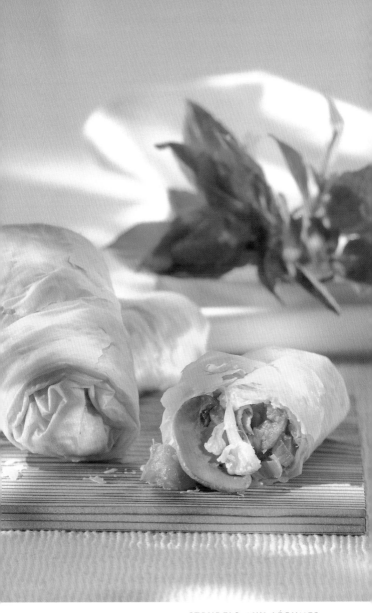

STRUDELS AUX LÉGUMES

Tarte aux tomates

Temps de préparation : 45 minutes   **4 portions**
Difficulté : facile

Ce mets est particulièrement bon avec une salade d'épinards.

1 abaisse de pâte à tarte maison ou du commerce, non sucrée et non cuite, de 23 cm
4 c. à soupe de moutarde de Dijon
150 g (1 tasse) de fromage (mozzarella, cheddar ou suisse), râpé
4 tomates mûres, en tranches
Sel et poivre du moulin
2 gousses d'ail, hachées
7 g (¼ tasse) de ciboulette fraîche, hachée
7 g (¼ tasse) de basilic frais, haché
Un filet d'huile d'olive

Préchauffer le four à 180 °C.

Badigeonner le fond de la pâte avec la moutarde. Ajouter le fromage et superposer les tranches de tomate. Saler et poivrer, puis ajouter l'ail.

Cuire au four de 20 à 30 min, jusqu'à ce que la pâte soit dorée.

Sortir du four. Ajouter la ciboulette, le basilic et l'huile d'olive.

Marlène Gagnon, chef – enseignante
à l'École hôtelière de la Capitale à Québec

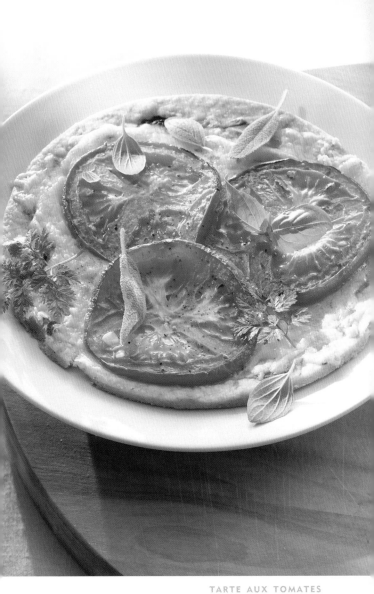

TARTE AUX TOMATES

Tourte au pak-choï

Temps de préparation : 1 h 30   6 portions
Difficulté : moyenne

Faites griller les pignons à sec dans un poêlon antiadhésif sans cesser de remuer. Vous pouvez aussi les étaler sur une plaque antiadhésive et les mettre au four à 180 °C en remuant toutes les 3 minutes, jusqu'à ce qu'ils soient dorés. Soyez vigilant pour les empêcher de brûler.

300 g (1 ¾ tasse) de pak-choï
2 c. à soupe d'huile d'olive
200 g (1 ¼ tasse) de blanc de poireau, émincé
100 g (⅔ tasse) d'oignons, émincés
200 g (1 tasse) de pommes jaunes, émincées
30 g (¼ tasse) de pignons, grillés
3 c. à soupe de raisins secs
3 œufs, battus
400 g de pâte brisée maison
ou 2 abaisses du commerce
Graines de sésame

Cuire le pak-choï 1 min dans de l'eau bouillante. Égoutter et presser fortement pour extraire l'eau. Hacher grossièrement.

Chauffer l'huile d'olive dans une casserole. Faire revenir le poireau, les oignons et les pommes 10 min à feu moyen-vif.

Ajouter le pak-choï et cuire jusqu'à évaporation complète du liquide. Incorporer les pignons, les raisins secs et les œufs. Bien mélanger.

Abaisser une partie de la pâte brisée au fond d'un moule à tourte. Étaler les légumes et couvrir avec une deuxième abaisse. Souder et canneler les bords.

Badigeonner le dessus avec un peu d'œuf battu et parsemer de graines de sésame. Cuire au four 45 min à 180 °C.

Philippe Coudroy, chef – enseignant
à l'École hôtelière de la Capitale à Québec

Tian de chou
de Savoie au veau

Temps de préparation : 1 h 15   **8 portions**
Difficulté : moyenne

1 chou de Savoie (retirer le cœur)
1 c. à soupe d'huile végétale
600 g de veau haché
Sel et poivre du moulin
3 gousses d'ail, hachées
4 carottes, râpées
2 c. à soupe de persil frais, haché
4 pommes de terre, en fines tranches
100 g (⅔ tasse) de gruyère, râpé

Détacher les feuilles de chou les unes des autres.

Remplir une grande casserole d'eau aux deux tiers et porter à ébullition. Plonger les 8 premières feuilles de chou de 1 à 2 min dans l'eau bouillante. Les retirer de l'eau et les mettre dans un grand bol.

Hacher le reste des feuilles de chou en prenant soin d'enlever les côtes (partie plus coriace du centre).

Saisir la viande dans l'huile. Saler et poivrer.

Mettre l'ail et bien remuer. Ajouter le chou haché et les carottes. Saler et poivrer. Cuire en remuant fréquemment environ 5 min, jusqu'à évaporation complète du liquide. Ajouter le persil en fin de cuisson.

Garnir un moule assez creux avec 4 feuilles de chou blanchies et la moitié des pommes de terre. Couvrir avec la moitié du fromage. Ajouter la moitié du chou cuit. Parsemer le reste du fromage.

Bien couvrir avec le reste des pommes de terre et garnir avec le reste du chou cuit. Finir avec 4 feuilles de chou blanchies.

Bien presser et couvrir avec du papier d'aluminium.

Cuisiner avec les aliments contre le cancer

*Mettre le moule sur une plaque à pâtisserie
et cuire au four de 35 à 40 min à 180 °C.*

Christophe Alary, chef – enseignant
à l'École hôtelière de la Capitale à Québec,
élu chef de l'année 2004 par ses pairs

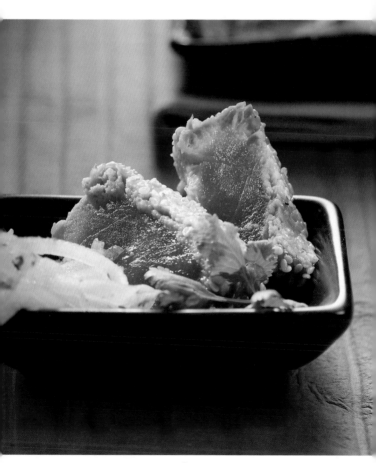

TATAKI DE THON SUR DAÏKON

Tataki de thon
sur daïkon

Temps de préparation : 45 minutes   **4 portions**
Difficulté : moyenne

Le daïkon est une variété de radis au goût très doux,
dont les Japonais sont particulièrement friands.

250 g de longe de thon rouge à sushi de première qualité
225 g (1 ½ tasse) de daïkon, râpé ou en fine julienne
2 c. à soupe de jus d'orange, fraîchement pressé
6 c. à soupe d'huile d'olive
2 c. à soupe de coriandre fraîche, hachée finement
Sel et poivre du moulin
60 ml (¼ tasse) de sauce soja
50 g (¼ tasse) de miel
2 c. à café de gingembre moulu
30 g (¼ tasse) de graines de sésame
1 c. à café d'huile de sésame

Dans un grand bol, mélanger le daïkon avec
le jus d'orange, 2 c. à soupe d'huile d'olive
et la coriandre. Saler et poivrer.
Couvrir et réserver dans le réfrigérateur.

Dans une petite casserole, laisser mijoter la sauce
soja, le miel et le gingembre à feu vif jusqu'à
consistance sirupeuse ressemblant au caramel.

Enrober le thon de graines de sésame.

Chauffer 4 c. à soupe d'huile d'olive à feu vif dans
une poêle antiadhésive. Cuire le thon 1 min
de chaque côté.

Découper le thon en fines tranches et dresser dans
une assiette. Napper de caramel de soja, ajouter
le daïkon et 3 ou 4 gouttes d'huile de sésame.

Christophe Alary, chef – enseignant à l'École hôtelière de la
Capitale à Québec, élu chef de l'année 2004 par ses pairs

Tofu farci
aux algues

Temps de préparation : 45 minutes
(+ 2 heures d'attente)
Difficulté : moyenne

6 portions

Algues séchées (ogonori, ao tosaka nori, aka tosaka nori, wakamé)

1 oignon, en fines tranches

2 blocs de tofu ferme

1 oignon vert, en petits morceaux

½ tomate, en fines tranches ou en cubes

VINAIGRETTE

Sel et poivre du moulin

1 c. à café de vinaigre de riz

1 c. à café de jus de citron frais

1 c. à soupe de vinaigre balsamique

1 c. à café de sauce soja

1 c. à soupe d'huile d'olive

2 c. à soupe d'huile de sésame

Poivre hichimi

Faire tremper les algues de 5 à 10 min dans de l'eau froide. Égoutter, éponger et couper en morceaux de la grosseur d'une bouchée.

Préparer la vinaigrette en mélangeant tous les ingrédients.

Détacher les rondelles d'oignon les unes des autres dans un bol d'eau froide. Égoutter et éponger.

Envelopper les blocs de tofu dans du papier essuie-tout. Poser un poids dessus sans les écraser afin d'extraire le plus d'eau possible. Laisser égoutter pendant 2 h. Ensuite, creuser un trou dans chacun des blocs à l'aide d'une cuillère. Couper le tofu prélevé en petits morceaux et mélanger avec l'oignon vert.

Mélanger la tomate et l'oignon avec les algues.

*Farcir les blocs de tofu avec cette préparation.
Déposer dans une assiette de service, arroser
de vinaigrette (ou la servir dans des petits bols
individuels) et couronner avec le mélange de tofu
et d'oignon vert.*

Joe Nagata, chef au restaurant japonais *Ginko* à Québec

Truite à la vapeur façon chinoise

Temps de préparation : 45 minutes   **4 portions**
Difficulté : moyenne

Les haricots noirs fermentés sont utilisés comme condiment dans la cuisine asiatique. On peut en trouver dans les épiceries orientales ou dans les magasins d'aliments naturels. Ils se conservent au moins un an dans un endroit frais et sec.

4 filets de truite de 240 à 360 g chacun, bien nettoyés
1 c. à soupe de haricots noirs fermentés
2 c. à soupe de sauce soja
3 c. à soupe de xérès
1 c. à café d'huile de sésame
1 c. à soupe de gingembre frais, haché finement
½ c. à café de sucre
2 oignons verts, en tronçons de 5 cm

Mettre le poisson dans une assiette creuse.

Rincer les haricots noirs à l'eau froide et les hacher grossièrement. Mélanger avec la sauce soja, le xérès, l'huile de sésame, le gingembre et le sucre. Verser sur les truites. Parsemer d'oignons verts.

Porter de l'eau à ébullition dans la partie inférieure d'un bain-marie. Placer l'assiette avec les filets de truite dans un panier à vapeur en veillant à ce que l'assiette ne touche pas aux côtés du panier. Couvrir et cuire environ 8 min par centimètre ou par demi-pouce d'épaisseur. Vérifier si la chair est cuite en faisant une incision sur le poisson.

Éteindre le feu, enlever le couvercle et laisser la vapeur se dissiper avant de retirer l'assiette. Servir le poisson avec le jus de cuisson.

Susan Sylvester, chef – enseignante à l'École hôtelière de la Capitale à Québec

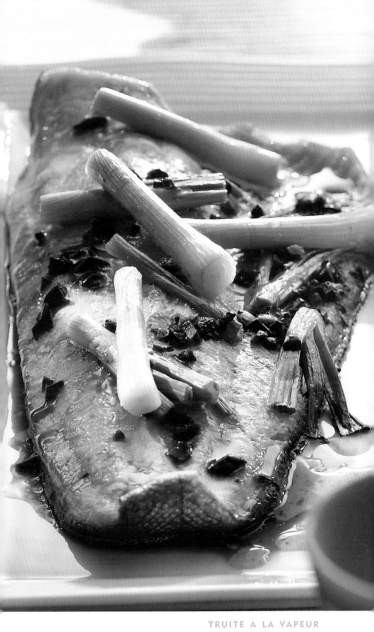

TRUITE À LA VAPEUR
FAÇON CHINOISE

Sauce
pour rouleaux
à la thaïlandaise

Temps de préparation : 30 minutes   **Environ 750 ml**
Difficulté : moyenne

Utilisez cette sauce avec les dumplings, p. 210.

625 ml (2 ½ tasses) d'eau
240 g (1 tasse) de sucre
1 c. à soupe de saké
3 c. à soupe de vinaigre de riz
2 c. à café de gingembre frais,
râpé finement
100 g (½ tasse) de carottes, en fine julienne
1 c. à café de graines de piment fort ou selon votre goût
2 c. à café d'ail, haché finement
½ c. à café de sauce soja

*Dans une casserole, faire un caramel doré avec
500 ml (2 tasses) d'eau et le sucre. Laisser frémir
jusqu'à légère coloration.*

Déglacer avec le saké et le vinaigre de riz.

*Ajouter le gingembre, les carottes, les graines
de piment et l'ail. Laisser réduire à feu doux
environ 2 min.*

*Verser 125 ml (½ tasse) d'eau, rectifier
l'assaisonnement et ajouter la sauce soja.*

**Jean Vachon, chef – enseignant
à l'École hôtelière de la Capitale à Québec**

Sauce satay

Temps de préparation : 15 minutes   500 ml
Difficulté : facile

*Cette sauce accompagne bien les brochettes
de poulet, le porc et les crevettes. La purée
de tamarin est préparée avec la pulpe à la fois
sucrée et acidulée du tamarinier. Ce produit est
maintenant vendu dans la plupart des épiceries.*

2 c. à soupe d'huile végétale
2 c. à soupe de pâte de cari rouge
1 c. à soupe de citronnelle congelée
2 c. à soupe de purée de tamarin
375 ml (1 ½ tasse) de lait de coco
120 g (½ tasse) de beurre d'arachide croquant
60 g (¼ tasse) de sucre
2 c. à soupe d'arachides non salées, hachées finement

*Chauffer l'huile dans une casserole antiadhésive.
Ajouter la pâte de cari, la citronnelle et la purée
de tamarin. Cuire à feu vif 1 min.*

*Ajouter le lait de coco, le beurre d'arachide
et le sucre. Porter à ébullition. Réduire le feu
et laisser mijoter 2 min à découvert.*

Parsemer d'arachides et servir.

Jean Vachon, chef – enseignant
à l'École hôtelière de la Capitale à Québec

Garam masala

Temps de préparation : 15 minutes **Environ 125 ml**
Difficulté : facile

Il est très important de bien nettoyer le moulin à café avant de moudre les épices.

2 c. à soupe de graines de cumin
2 c. à soupe de graines de coriandre
2 c. à soupe de grains de poivre noir
1 c. à soupe de graines de cardamome
1 c. à café de clous de girofle entiers
1 bâton de cannelle, en morceaux
1 c. à café de muscade moulue
½ c. à café de safran

Dans une poêle antiadhésive, faire griller les épices, sauf la muscade et le safran, pendant 5 min en remuant constamment pour les empêcher de brûler.

Transvider dans un bol. Ajouter le safran et la muscade, puis laisser refroidir.

Moudre à l'aide d'un moulin à café propre ou dans un mortier.

Conserver dans un bocal à fermeture hermétique à l'abri de la chaleur et de l'humidité.

Jean Vachon, chef – enseignant
à l'École hôtelière de la Capitale à Québec

Sauce cari coco

Temps de préparation : 15 minutes
Difficulté : facile

4 portions

*On peut servir cette sauce avec du poulet
ou des côtelettes d'agneau grillées.*

1 c. à café de fécule de maïs
175 ml (¾ tasse) de lait de coco
1 c. à soupe d'huile végétale
1 c. à soupe de gingembre frais, haché
1 échalote
80 ml (⅓ tasse) de crème à 15 %
½ c. à café de poudre de cari
Sel

Délayer la fécule de maïs dans le lait de coco.

*Chauffer l'huile dans une petite casserole.
Ajouter le gingembre et l'échalote. Faire revenir
30 secondes, puis ajouter le lait de coco
et la crème.*

*Ajouter le cari, porter à ébullition et laisser mijoter
à feu doux 5 min. Saler.*

Christophe Alary, chef – enseignant
à l'École hôtelière de la Capitale à Québec,
élu chef de l'année 2004 par ses pairs

Sauce
aux arachides

Temps de préparation : 25 minutes　　　　　　**Environ 500 ml**
Difficulté : moyenne

Cette sauce accompagne très bien le poulet.
Le kecap manis est une sauce soja indonésienne
foncée plus sucrée que la sauce soja chinoise
ou japonaise. On peut le remplacer par de la sauce
soja chinoise à laquelle vous ajouterez un peu
de cassonade ou de sucre roux. Le sucre de palme
est fabriqué avec la sève de certains palmiers.

250 ml (1 tasse) d'huile végétale
60 g (½ tasse) d'arachides
125 ml (½ tasse) de lait de coco
2 c. à soupe d'échalotes, hachées finement
1 c. à soupe d'ail, haché finement
½ c. à café de sambal œlek (voir p. 212)
1 c. à soupe de jus de citron vert, fraîchement pressé
1 c. à soupe de kecap manis
Sucre de palme ou cassonade

Chauffer l'huile dans un grand wok ou une grande
poêle. Faire dorer les arachides à feu moyen-vif.

Réduire les arachides en purée dans 60 ml
(¼ tasse) de lait de coco à l'aide du robot.

Dans le wok, faire revenir les échalotes et l'ail à feu
moyen-vif environ 1 min sans les faire dorer. Ajouter
la purée d'arachide, le reste de lait de coco, le sambal
œlek, le jus de citron vert et le kecap manis.

Cuire jusqu'à épaississement et ajouter du sucre
de palme. Ajouter un peu de lait de coco si la sauce
est trop épaisse.

Christophe Alary, chef – enseignant
à l'École hôtelière de la Capitale à Québec,
élu chef de l'année 2004 par ses pairs

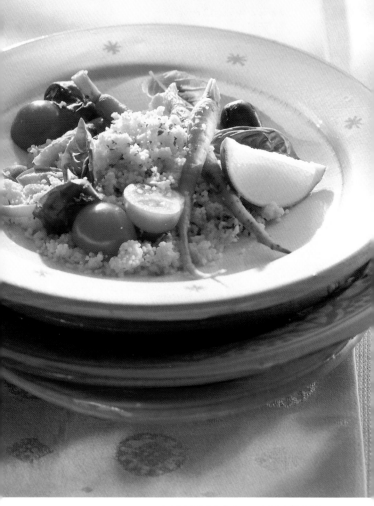

METS
D'ACCOMPAGNEMENT

COUSCOUS À LA MAGHRÉBINE

Couscous
à la maghrébine

Temps de préparation : 30 minutes **4 à 6 portions**
Difficulté : facile

Les mesures suggérées pour les fines herbes,
les oranges, les noix et les fruits secs
sont approximatives. Adaptez-les à votre goût.

250 ml (1 tasse) de bouillon de poulet
Une pincée de curcuma moulu
400 g (2 tasses) de semoule de blé dur précuite (couscous)
3 c. à soupe d'huile d'olive
Le jus de 2 ou 3 citrons verts ou jaunes, fraîchement
pressé
1 tomate
1 branche de céleri, hachée
2 poivrons verts, en fines lanières
1 ou 2 carottes, râpées
Environ 20 g (2/3 tasse) d'un mélange de persil plat,
de menthe, de coriandre et de basilic frais, hachés
Environ 90 g (3/4 tasse) d'un mélange de noix,
de dattes et de raisins secs, hachés
Environ 1 ou 2 oranges, en morceaux
Sel et poivre du moulin
6 c. à soupe d'huile d'olive vierge

Porter le bouillon à ébullition. Ajouter le curcuma,
remuer et retirer du feu.

Ajouter le couscous et l'huile d'olive et laisser
gonfler environ 10 min.

Séparer les grains de semoule à l'aide d'une
fourchette et transvider dans un grand bol.

Arroser avec le jus de citron et mélanger avec tous
les autres ingrédients.

Jean Vachon, chef – enseignant
à l'École hôtelière de la Capitale à Québec

Asperges au four

Temps de préparation : 15 minutes   **4 portions**
Difficulté : facile

Si vous n'avez pas de sel de Guérande sous la main, le sel ordinaire fera l'affaire. Vous pouvez conserver la partie dure des asperges pour les incorporer ultérieurement dans un potage aux légumes.

1 botte d'asperges bien fraîches
1 c. à soupe d'huile d'olive
Sel de Guérande et poivre du moulin

Préchauffer le gril du four.

Nettoyer les asperges à l'eau froide courante. Casser les tiges à la jonction entre la partie dure et la partie tendre. Bien éponger.

Mettre les pointes d'asperges dans un sac plastique à fermeture hermétique. Ajouter l'huile d'olive. Fermer le sac et bien remuer pour les enrober parfaitement.

Sortir les asperges du sac et les ranger sur une plaque à pâtisserie sur une seule couche.

Cuire sur la grille supérieure du four environ 8 min, jusqu'à ce qu'elles commencent à brunir légèrement, en prenant soin de les retourner à mi-cuisson.

Sortir la plaque du four. Saler et poivrer les asperges et servir immédiatement.

Richard Béliveau

Choux
de Bruxelles braisés au curcuma

Temps de préparation : 1 heure   **4 à 6 portions**
Difficulté : facile

1 kg de choux de Bruxelles, lavés et épongés
60 ml (¼ tasse) d'huile d'olive
2 c. à café de curcuma moulu
Sel et poivre du moulin

Préchauffer le four à 200 °C.

À l'aide d'un petit couteau bien affûté, à la base de chaque chou, faire une incision en forme de croix jusqu'au cœur.

Mettre les choux dans un sac plastique à fermeture hermétique. Ajouter l'huile d'olive et le curcuma. Saler et poivrer. Fermer le sac et bien remuer pour enrober parfaitement tous les choux.

Sortir les choux du sac et les ranger sur une plaque à pâtisserie sur une seule couche.

Couvrir avec du papier d'aluminium et cuire au four environ 40 min, jusqu'à ce qu'ils soient tendres.

Richard Béliveau

Cari d'épinards
et de citrouille

Temps de préparation : 40 minutes   **4 portions**
Difficulté : moyenne

1 c. à soupe d'huile d'olive

2 oignons moyens, émincés

2 gousses d'ail, émincées

1 c. à soupe de gingembre frais, râpé

2 piments oiseaux frais

1 c. à café de coriandre moulue

1 c. à café de cumin moulu

1 c. à café de graines de moutarde

1 c. à café de curcuma moulu

1 kg de citrouille ou de potiron, épluché et coupé
en cubes

375 ml (1 ½ tasse) de bouillon de poulet ou de légumes

150 g de jeunes épinards frais

Sel et poivre du moulin

1 c. à soupe d'amandes effilées, grillées

7 g (¼ tasse) de coriandre fraîche, hachée finement

*Chauffer l'huile dans une casserole. Faire revenir
les oignons et l'ail à feu vif en évitant de les colorer.*

*Ajouter le gingembre, les piments et les épices.
Bien remuer.*

*Ajouter la citrouille et le bouillon. Porter
à ébullition et laisser frémir 15 min.*

*Ajouter les épinards, remuer légèrement et laisser
frémir 1 min de plus. Saler et poivrer.*

Garnir d'amandes et de coriandre avant de servir.

**Jean Vachon, chef – enseignant
à l'École hôtelière de la Capitale à Québec**

Chou à l'indienne

Temps de préparation : 10 minutes   **4 portions**
Difficulté : facile

640 g (4 tasses) de chou, émincé
3 c. à soupe d'huile d'olive
1 c. à café de curcuma moulu
½ c. à café de graines de moutarde
2 c. à soupe d'eau
Sel et poivre du moulin

Dans un plat en verre de 1,5 litre (6 tasses), cuire le chou au micro-ondes 4 min à puissance maximale.

Ajouter l'huile d'olive, le curcuma et les graines de moutarde. Bien remuer.

Ajouter l'eau, couvrir et cuire 6 min. Laisser reposer 3 min.

Saler et poivrer avant de servir.

Richard Béliveau

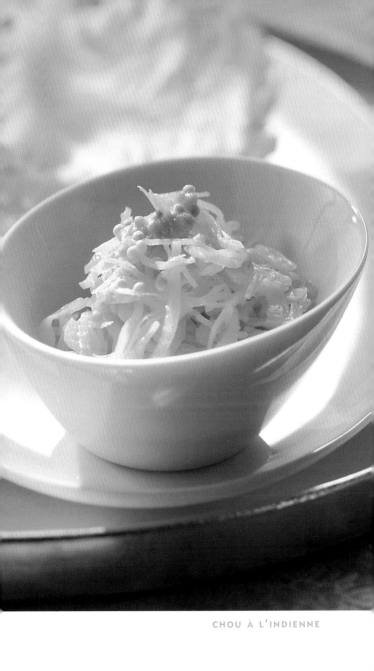

CHOU À L'INDIENNE

Chou vert
frisé à l'ail

Temps de préparation : 10 minutes   **4 à 6 portions**
Difficulté : facile

*Vous pouvez remplacer le chou vert frisé par
de la bette à carde, du pak-choï ou des épinards.*

1 chou vert frisé (kale)
3 à 4 c. à soupe d'huile d'olive
2 ou 3 gousses d'ail, hachées

*Bien rincer et éponger le chou avant de le couper
en lanières de 2 cm.*

*Chauffer l'huile d'olive dans une grande poêle
à fond épais et faire revenir l'ail à feu moyen.*

*Ajouter le chou et cuire en remuant constamment
jusqu'à ce qu'il soit tendre.*

Richard Béliveau

Germes de haricots de soja sautés

Temps de préparation : 25 minutes   **4 à 6 portions**
Difficulté : moyenne

500 g de germes de haricots de soja frais
3 c. à soupe d'huile d'olive
3 oignons nouveaux, hachés
2 gousses d'ail, écrasées
2 c. à soupe de gingembre frais, haché
½ poivron vert, en dés
½ poivron rouge, en dés
Sel et poivre du moulin
2 c. à soupe de sauce soja
1 c. à soupe d'huile de sésame
1 c. à soupe de graines de sésame, grillées (voir p. 207)

Laver minutieusement les germes de haricots de soja. Égoutter et éponger sur du papier essuie-tout.

Chauffer l'huile d'olive dans une poêle. Faire revenir les oignons, l'ail et le gingembre. Ajouter les poivrons et bien remuer.

Incorporer les germes de haricots de soja et bien mélanger. Saler et poivrer.

Ajouter la sauce soja et cuire à feu vif environ 2 min en remuant constamment.

Retirer du feu, incorporer l'huile de sésame et saupoudrer de graines de sésame. Servir immédiatement.

**Jean Vachon, chef – enseignant
à l'École hôtelière de la Capitale à Québec**

Gratin
de chou-fleur

Temps de préparation : 45 minutes   **4 portions**
Difficulté : facile

300 g (2 tasses) de chou-fleur, défait en bouquets
175 ml (¾ tasse) de crème à 35 %
1 jaune d'œuf
Une pincée de muscade moulue
50 g (⅓ tasse) de fromage, râpé (gruyère, emmental, cheddar, etc.)
50 g (⅓ tasse) de parmesan, fraîchement râpé
Sel et poivre du moulin

Cuire le chou-fleur dans de l'eau bouillante salée de 12 à 15 min en prenant soin de le garder ferme. Bien égoutter et ranger dans un plat à gratin beurré.

Mélanger le reste des ingrédients dans un bol. Saler et poivrer. Verser sur le chou-fleur.

Cuire au four sous le gril environ 15 min, jusqu'à ce que le fromage soit doré.

Jean-Pierre Cloutier, chef – propriétaire du *Café-restaurant du Musée* à Québec

334

Épinards
à la chinoise

Temps de préparation : 30 minutes   **6 portions**
Difficulté : moyenne

1 kg d'épinards frais, lavés et équeutés
3 c. à soupe d'huile d'olive
2 oignons moyens, en rondelles
1 gousse d'ail, écrasée
1 c. à soupe de fécule de maïs
4 c. à café de sauce soja
Sel et poivre du moulin

Saler les épinards. Cuire à feu vif de 1 à 3 min dans une poêle sans ajouter d'eau.

Chauffer l'huile d'olive dans une poêle à fond épais. Faire revenir les oignons et l'ail à feu moyen de 6 à 7 min, jusqu'à ce que les oignons soient tendres et translucides.

Dans un petit bol, délayer la fécule de maïs dans la sauce soja. Verser sur les oignons et remuer. Cuire à feu doux de 1 à 2 min, jusqu'à épaississement. Saler et poivrer.

Égoutter les épinards et bien mélanger avec la sauce.

**Jean Vachon, chef – enseignant
à l'École hôtelière de la Capitale à Québec**

Épinards
à la japonaise

Temps de préparation : 30 minutes   **4 portions**
Difficulté : moyenne

500 g d'épinards bien frais

VINAIGRETTE

30 g (¼ tasse) de noix de Grenoble
1 c. à soupe de graines de lin
1 c. à soupe de sucre
2 c. à soupe de vinaigre de riz
2 c. à soupe de sauce soja japonaise

Laver minutieusement les épinards et cuire dans l'eau bouillante salée environ 2 min, jusqu'à ce que leur couleur commence à changer.

Rincer immédiatement à l'eau froide. Égoutter dans une passoire en pressant pour extraire l'eau complètement et bien éponger avec du papier essuie-tout.

Façonner les épinards en 4 boudins. Découper les boudins en tronçons de 2,5 cm et disposer dans 4 assiettes individuelles.

Passer tous les ingrédients de la vinaigrette au mixeur jusqu'à consistance d'une pâte épaisse. Verser sur les épinards et servir à température ambiante.

Richard Béliveau

Marmite
aux deux choux

Temps de préparation : 45 minutes **4 portions**
Difficulté : facile

Si vous voulez obtenir un plat encore plus nourrissant, ajoutez une boîte de légumineuses en conserve, rincées et égouttées, quelques minutes avant la fin de la cuisson. Si vous préférez, vous pouvez ajouter du riz brun, de l'orge ou une autre céréale cuite.

1 c. à soupe d'huile d'olive
1 oignon ou 1 poireau moyen, haché
12 choux de Bruxelles
160 g (1 tasse) de chou vert, haché
160 g (1 tasse) de pak-choï, haché
3 gousses d'ail, hachées
1 c. à café de curcuma moulu
1 c. à café de poudre de cari
Poivre du moulin
1 litre (4 tasses) de lait de soja nature
2 c. à soupe de sauce soja
Amandes, noix ou noisettes, hachées grossièrement

Chauffer l'huile d'olive dans une grande casserole. Faire revenir l'oignon jusqu'à ce qu'il soit légèrement doré.

Ajouter les choux de Bruxelles, le chou vert, le pak-choï et l'ail et faire revenir quelques minutes à feu moyen. Ajouter le curcuma, le cari et le poivre.

Verser le lait de soja et laisser mijoter doucement environ 20 min, jusqu'à ce que les légumes soient cuits.

Ajouter la sauce soja et les amandes juste avant de servir.

**Marlène Gagnon, chef – enseignante
à l'École hôtelière de la Capitale à Québec**

Oignons
grelots confits

Temps de préparation : 2 heures   **Environ 750 ml**
Difficulté : facile

Les oignons grelots étant difficiles à peler, faites-les d'abord tremper dans de l'eau très chaude avant de procéder. Cela vous facilitera grandement la tâche. Ce confit est particulièrement délicieux avec une terrine ou un pâté végétarien.

300 g (2 tasses) d'oignons grelots
50 g (¼ tasse) de raisins secs
160 ml (⅔ tasse) de sirop d'érable
1 c. à café de pâte de tomates
1 c. à café de graines de coriandre entières
3 c. à soupe d'huile d'olive extra-vierge
175 ml (¾ tasse) de vin blanc
80 ml (⅓ tasse) de vinaigre de cidre
1 feuille de laurier
Une pincée de thym
Sel

Mettre tous les ingrédients dans une casserole. Porter à ébullition, réduire le feu et laisser mijoter doucement environ 1 h 30 selon la consistance voulue.

Mettre en pots et conserver dans le réfrigérateur.

**Christophe Alary, chef – enseignant
à l'École hôtelière de la Capitale à Québec,
élu chef de l'année 2004 par ses pairs**

Gratin
de pak-choï

Temps de préparation : 45 minutes   **4 portions**
Difficulté : moyenne

480 g (3 tasses) de pak-choï, coupé grossièrement
1 oignon vert, haché finement
1 gousse d'ail, hachée finement
1 c. à soupe de gingembre frais, haché

BÉCHAMEL AUX NOIX DE CAJOU
500 ml (2 tasses) de bouillon de légumes ou de lait
60 g (½ tasse) de noix de cajou, moulues
2 c. à soupe de farine de blé
2 c. à soupe de beurre
Sel et poivre du moulin

Saisir le pak-choï dans une poêle antiadhésive très chaude pour lui donner une légère coloration. Retirer du feu.

Ajouter l'oignon vert, l'ail et le gingembre. Dresser le pak-choï dans un plat à gratin beurré.

Pour préparer la béchamel, mélanger tous les ingrédients qui la composent à l'aide du mixeur. Cuire à feu doux jusqu'à épaississement en remuant sans cesse. Verser la sauce sur les légumes.

Cuire au four à 180 °C de 20 à 30 min.

**Marlène Gagnon, chef – enseignante
à l'École hôtelière de la Capitale à Québec**

Pleurotes
grillés ou poêlés

Temps de préparation : 40 minutes   **2 portions**
(avec temps d'attente)
Difficulté : facile

500 g de pleurotes, coupés en lamelles
80 ml (⅓ tasse) d'huile d'olive
1 oignon, haché finement
1 gousse d'ail, hachée finement
125 ml (½ tasse) de bouillon de poulet
Fleur de sel et poivre du moulin
Persil plat frais, haché finement

PLEUROTES GRILLÉS

*Couper les plus gros champignons en deux
et garder les autres entiers.*

*Badigeonner avec l'huile d'olive. Ajouter l'ail,
la fleur de sel et le poivre. Couvrir et laisser
reposer de 20 à 30 min dans le réfrigérateur.*

*Cuire sous un gril très chaud 3 min de chaque côté
et servir immédiatement.*

PLEUROTES POÊLÉS

*Chauffer l'huile d'olive dans une poêle et faire
revenir l'oignon et l'ail. Ajouter les champignons
et remuer dès qu'ils commencent à rendre leur eau.*

Verser le bouillon. Saler et poivrer.

*Laisser réduire et servir immédiatement avec
un peu de persil.*

**Mohand Yahiaoui, chef – propriétaire
du restaurant *Les rites berbères* à Montréal**

Ratatouille
aux parfums de Provence

Temps de préparation : 1 h 30   **4 portions**
Difficulté : facile

250 g (1 ¼ tasse) d'aubergines, en tranches
250 g (1 ¼ tasse) de courgettes, en tranches
4 c. à café de gros sel
Un filet d'huile d'olive
200 g (1 ⅓ tasse) d'oignons rouges, émincés
2 gousses d'ail, hachées
240 g (2 tasses) de poivrons rouges, en dés
500 g (3 ⅓ tasses) de tomates mûres, mondées
(voir p. 211) et coupées en dés
12 feuilles de basilic frais, hachées
4 branches de thym frais
1 feuille de laurier
Sel et poivre du moulin

Mettre les aubergines et les courgettes dans une passoire. Saupoudrer avec le gros sel et laisser reposer 30 min pour les faire dégorger.

Rincer les tranches à l'eau froide et bien éponger avec du papier essuie-tout. Couper les tranches en quartiers.

Chauffer l'huile d'olive dans une casserole. Faire revenir les oignons à feu moyen-vif.

Incorporer l'ail, les aubergines, les courgettes et les poivrons. Cuire quelques minutes pour attendrir les poivrons.

Ajouter les tomates et les fines herbes. Saler et poivrer. Laisser mijoter à feu doux environ 30 min.

**Jean-Pierre Cloutier, chef – propriétaire
du *Café-restaurant du Musée* à Québec**

Légumes-racines

au four à la marocaine

Temps de préparation : 1 heure　　　　　　　　**4 portions**
Difficulté : facile

4 tasses de légumes-racines (mélange de carottes, navets, panais, pommes de terre, topinambours, etc.)
en cubes de 2 cm
½ c. à café de curcuma moulu
1 c. à café de cumin moulu
2 c. à café de persil séché
Sel et poivre du moulin
60 ml (¼ tasse) d'huile d'olive

Préchauffer le four à 220 °C.

Dans un petit bol, mélanger le curcuma, le cumin, le persil, le sel, le poivre et l'huile d'olive.

Mettre les légumes dans un grand sac plastique à fermeture hermétique et y verser l'huile aromatisée. Bien fermer le sac et remuer doucement pour les enrober.

Ranger les légumes en une seule couche sur une plaque à pâtisserie tapissée de papier sulfurisé (papier parchemin).

Cuire à découvert de 40 à 50 min selon les légumes choisis. Il est nécessaire de retourner les légumes de temps à autre pour obtenir une cuisson uniforme.

Richard Béliveau

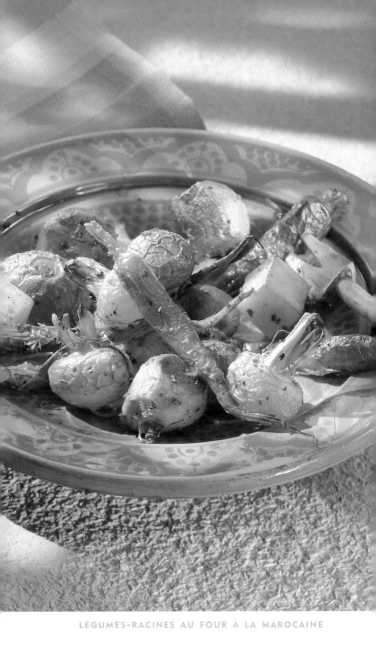

LÉGUMES-RACINES AU FOUR À LA MAROCAINE

Riz basmati
à l'indienne

Temps de préparation : 1 heure   **10 portions**
Difficulté : facile

1 kg (5 tasses) de riz basmati
125 ml (½ tasse) d'huile d'olive
1 c. à soupe d'ail, haché finement
160 g (1 tasse) d'oignons, hachés finement
1 c. à soupe de graines de cumin
1 c. à soupe de graines de carvi
1 c. à soupe de graines de coriandre
6 graines de cardamome
1 bâton de cannelle
Une pincée de safran
1 litre (4 tasses) de bouillon de poulet ou de légumes
50 g (¼ tasse) d'abricots secs
50 g (¼ tasse) de raisins secs
3 c. à soupe de noix de cajou
2 c. à soupe de pistaches non salées, écalées
Sel et poivre du moulin

*Laver le riz à l'eau froide jusqu'à ce que l'eau
devienne claire et laisser égoutter 30 min.*

*Chauffer l'huile d'olive dans une casserole à fond
épais. Faire revenir l'ail et les oignons à feu doux
jusqu'à ce qu'ils soient translucides.*

*Ajouter le cumin, le carvi, la coriandre, la cardamome
et la cannelle. Remuer et cuire 1 min.*

*Verser le riz et remuer jusqu'à ce que les grains
de riz deviennent translucides.*

*Ajouter le safran et le bouillon et porter à ébullition.
Réduire le feu, couvrir et cuire doucement environ
20 min.*

*Incorporer les fruits secs, les noix et les pistaches.
Couvrir et cuire 10 min à feu très doux.*

Saler et poivrer avant de servir.

**Susan Sylvester, chef – enseignante
à l'École hôtelière de la Capitale à Québec**

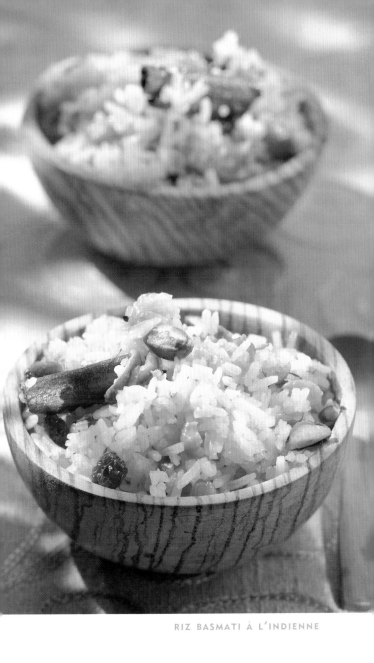

RIZ BASMATI À L'INDIENNE

Riz au curcuma

Temps de préparation : 1 h 30   **4 portions**
Difficulté : moyenne

Si votre casserole n'est pas munie d'un couvercle,
utilisez une feuille de papier d'aluminium pour
la couvrir avant de la mettre au four.

60 ml (¼ tasse) d'huile d'olive extra-vierge
1 oignon, en dés
1 poivron rouge, en dés
1 poivron vert, en dés
250 g (1 ⅔ tasse) de petits pois encore congelés
400 g (2 tasses) de riz blanc ou brun à grains longs
2 feuilles de laurier
2 c. à soupe de curcuma moulu
Fleur de sel et poivre du moulin
Environ 1 litre (4 tasses) de bouillon de poulet

Chauffer l'huile d'olive dans un faitout. Faire
revenir l'oignon et les poivrons à feu moyen-vif.

Dès que les légumes commencent à dorer, ajouter
les petits pois. Remuer environ 3 min.

Ajouter le riz, réduire le feu et continuer à remuer.
Incorporer le laurier et le curcuma, puis ajouter
la fleur de sel et le poivre au goût.

Verser juste assez de bouillon pour couvrir
à peine le riz. Couvrir et cuire au four à 180 °C
environ 1 h.

Sortir du four et laisser reposer 10 min sans
enlever le couvercle avant de servir.

Mohand Yahiaoui, chef – propriétaire
du restaurant *Les rites berbères* à Montréal

Riz pilaf aux petits pois et aux amandes

Temps de préparation : 1 heure
Difficulté : moyenne

4 portions

Ce riz accompagne bien tous les caris ainsi que les plats de viande ou de poisson. Essayez-le avec l'agneau épicé à l'indienne (recette p. 263).

200 g (1 tasse) de riz basmati

2 c. à soupe d'huile d'olive

80 g (½ tasse) d'oignons espagnols, hachés grossièrement

15 graines de cardamome

½ c. à café de grains de poivre noir

3 clous de girofle entiers

¾ c. à café de cumin moulu

2 bâtons de cannelle

¾ c. à café de curcuma moulu

500 ml (2 tasses) de bouillon de poulet, chaud

50 g (¼ tasse) de raisins de Smyrne (raisins secs dorés)

50 g (⅓ tasse) de petits pois congelés

2 c. à soupe d'amandes effilées, grillées

Laver le riz à l'eau froide jusqu'à ce que l'eau devienne claire et bien égoutter.

Chauffer l'huile d'olive dans une grande casserole. Cuire les oignons et les épices environ 1 min à feu moyen-vif. Ajouter le riz et remuer pour bien enduire les grains de matière grasse.

Verser le bouillon et porter à ébullition. Réduire le feu et laisser frémir 15 min à couvert.

Retirer du feu. Ajouter les raisins secs, les petits pois congelés et les amandes. Laisser reposer 15 min à couvert avant de servir.

Jean Vachon, chef – enseignant
à l'École hôtelière de la Capitale à Québec

Tian aux légumes à la méditerranéenne

Temps de préparation : 2 h 15
Difficulté : facile

4 portions

Ce tian aux légumes est particulièrement recommandé avec les poissons et les viandes.

150 ml (⅔ tasse) d'huile d'olive
1 oignon moyen, en rondelles
1 courgette moyenne, en tranches
1 bouquet de basilic frais, haché
1 petite aubergine, en tranches
2 tomates italiennes, coupées en deux
Sel et poivre du moulin

Badigeonner un plat à gratin d'huile d'olive. Mettre l'oignon dans le plat. Saler et poivrer.

Couvrir avec la courgette et arroser avec 2 ½ c. à soupe d'huile d'olive. Saler et poivrer.

Couvrir avec le basilic et arroser avec 2 ½ c. à soupe d'huile d'olive.

Couvrir avec l'aubergine et arroser avec 2 ½ c. à soupe d'huile d'olive. Saler et poivrer.

Couvrir avec les tomates et arroser avec 2 ½ c. à soupe d'huile d'olive. Saler et poivrer.

Cuire au four à 135 °C pendant 2 h.

Philippe Castel,
élu chef santé de l'année 2004 par ses pairs

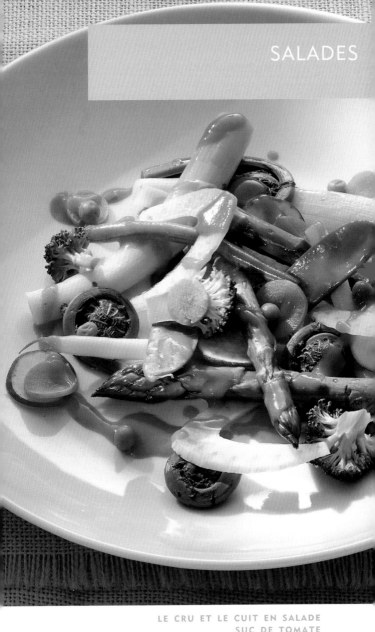

LE CRU ET LE CUIT EN SALADE
SUC DE TOMATE

Le cru et le cuit
en salade suc
de tomate

Temps de préparation : 45 minutes   **4 portions**
Difficulté : moyenne

*Le piment d'Espelette est cultivé dans la commune
d'Espelette, mais aussi dans quelques autres
communes du Pays basque. À la fin de l'été,
les piments sont cueillis et enfilés en guirlande.
Ils sèchent ainsi sur les façades des maisons
durant un ou deux mois. Pour varier cette recette
de suc, remplacez les tomates par du jus de carotte.
Le goût sera complètement différent, mais tout
aussi intéressant.*

LÉGUMES CUITS

Asperges vertes ou blanches
Haricots verts ou jaunes
Jeunes poireaux
Pois mange-tout (pois gourmands)
Sel et poivre du moulin

LÉGUMES CRUS

Brocoli
Fenouil
Jeunes carottes
Petits pois frais
Radis
Tomates cerises rouges ou jaunes
Sel et poivre du moulin

SUC DE TOMATE

3 tomates
2 c. à soupe d'huile d'olive
Le jus d'un demi-citron, fraîchement pressé
Sel et poivre du moulin

FINES HERBES

Menthe, basilic et cerfeuil frais

ASSAISONNEMENTS

Fleur de sel

Piment d'Espelette

Légumes cuits : laver, équeuter et peler les légumes au besoin. Cuire quelques minutes dans une grande quantité d'eau salée en ébullition. Garder les légumes croquants. Rafraîchir à l'eau froide et réserver.

Légumes crus : émincer les carottes, les radis et le fenouil. Garder les petits pois frais entiers. Défaire le brocoli en bouquets et couper les tomates cerises en tranches.

Suc de tomate : peler, épépiner et couper les tomates en quartiers. Passer au mixeur avec l'huile d'olive et le jus de citron. Saler et poivrer.

Fines herbes : garder les fines herbes entières en éliminant seulement les tiges trop grosses.

Dans un bol, mélanger doucement tous les légumes crus et cuits avec le suc de tomate. Disposer harmonieusement dans une assiette en jouant avec les volumes, les grosseurs et les formes.

Parsemer de fleur de sel et de piment d'Espelette. Décorer avec un petit bouquet de fines herbes fraîches.

Jean Soulard, président de la Fondation Serge-Bruyère et chef exécutif au *Fairmont Le Château Frontenac à Québec*

Salade d'avocat et de crevettes aux agrumes

Temps de préparation : 20 minutes
Difficulté : facile

4 portions

1 pamplemousse
1 orange
2 avocats, en cubes
250 g de crevettes, cuites et décortiquées
Un filet d'huile d'olive
Quelques gouttes d'huile de noix
2 c. à soupe de graines de lin
6 brins de cerfeuil, hachés
Sel et poivre du moulin
Mâche ou laitue fraîche

À l'aide d'un couteau bien affûté, peler le pamplemousse et l'orange à vif au-dessus d'un bol en prenant soin de retirer complètement l'écorce et la peau blanche. Couper en quartiers et réserver le jus recueilli dans le bol.

Dans un grand bol, mélanger tous les ingrédients, sauf la mâche ou la laitue. Ajouter le jus réservé. Saler et poivrer.

Servir sur un lit de mâche ou de laitue.

Jean-Pierre Cloutier, chef – propriétaire
du *Café-restaurant du Musée* à Québec

Salade de chou au poulet à la vietnamienne

Temps de préparation : 15 minutes   **4 portions**
Difficulté : facile

Vous aimerez servir cette salade avec des chips de crevettes, faciles à trouver dans toutes les épiceries asiatiques et plusieurs supermarchés.

SALADE

300 à 400 g de poulet, cuit et émincé
300 g (1 ¾ tasse) de chou pommé blanc, en lanières
1 oignon moyen, en fines lamelles
2 carottes, râpées grossièrement
½ bouquet de menthe fraîche, haché
30 g (1 tasse) de coriandre fraîche, hachée

VINAIGRETTE

4 gousses d'ail, émincées
1 piment rouge fort (ou au goût), haché
2 c. à soupe de vinaigre blanc
60 ml (¼ tasse) de jus de citron vert, fraîchement pressé
60 ml (¼ tasse) d'huile végétale
1 c. à soupe de sauce de poisson (nuoc-mâm ou nam pla)
2 ½ c. à soupe de sucre

Mélanger tous les ingrédients qui composent la vinaigrette dans un petit bol.

Mettre tous les ingrédients de la salade, sauf la coriandre, dans un grand bol.

Ajouter la vinaigrette.

Garnir de coriandre et servir.

Florence Albernhe, chef – propriétaire
du restaurant *Le Grain de riz* à Québec

Salade de choux de Bruxelles

Temps de préparation : 35 minutes   4 portions
Difficulté : moyenne

SALADE

350 g de choux de Bruxelles
100 g (½ tasse) de céleri-rave, en petits dés
3 poires bien mûres
2 c. à soupe d'huile d'olive
1 c. à soupe de sucre

VINAIGRETTE

½ oignon rouge, haché
6 c. à soupe d'huile de pépins de raisin
2 c. à soupe de sauce soja
2 c. à soupe de vinaigre de riz
1 gousse d'ail, hachée
1 bouquet de basilic (thaïlandais de préférence), haché
1 c. à café d'huile de sésame

Effeuiller les choux de Bruxelles et laver minutieusement les feuilles. Cuire à l'eau bouillante salée 1 min. Les feuilles doivent rester croquantes.

Cuire le céleri-rave dans l'eau bouillante 1 ou 2 min.

Peler et épépiner les poires, puis les couper en quartiers. Saisir à la poêle dans un peu d'huile d'olive. Ajouter le sucre et caraméliser légèrement.

Préparer la vinaigrette en mélangeant tous les ingrédients qui la composent.

Dresser les feuilles de chou, le céleri-rave et les poires dans 4 assiettes individuelles. Arroser de vinaigrette et servir.

Éric Villain, chef – copropriétaire
du bistro *Le Clocher Penché* à Québec

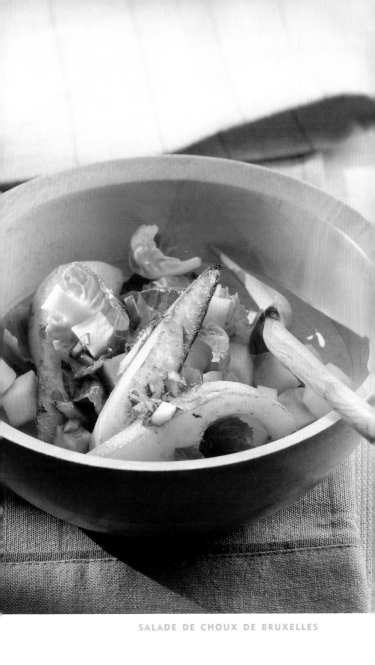

Salade de cresson au fromage de chèvre

Temps de préparation : 25 minutes   4 portions
Difficulté : facile

2 poires bien mûres
600 g de cresson bien frais, lavé et essoré
100 g de fromage de chèvre frais

VINAIGRETTE

80 ml (⅓ tasse) d'huile de noix
2 c. à soupe de vinaigre de vin rouge
1 c. à soupe de moutarde à l'ancienne
Sel et poivre du moulin

Préparer la vinaigrette en versant l'huile de noix et le vinaigre dans un petit bol. Ajouter la moutarde, saler et poivrer. Mélanger à l'aide d'un fouet.

Peler les poires, les évider et les couper en fines tranches.

Ranger les poires dans un plat creux et ajouter le cresson. Émietter le fromage sur la salade et arroser de vinaigrette. Servir immédiatement.

Christophe Alary, chef – enseignant
à l'École hôtelière de la Capitale à Québec,
élu chef de l'année 2004 par ses pairs

Salade de cresson aux framboises et aux tomates

Temps de préparation : 15 minutes
Marinade : 1 à 2 heures
Difficulté : facile

4 portions

Si vous n'avez pas de cresson, ne vous privez pas pour autant de cette salade très rafraîchissante. N'importe quel légume vert à feuilles fera l'affaire.

1 mangue
300 g (2 tasses) de tomates mûres
150 g (1 tasse) de framboises
400 g de cresson bien frais

VINAIGRETTE

Basilic frais, haché
Ail
5 c. à soupe d'huile d'olive
4 c. à café de vinaigre de framboise
Sel et poivre du moulin

Couper la mangue et les tomates en cubes de 1 cm et mettre dans un grand bol avec les framboises.

Préparer la vinaigrette en mélangeant le basilic, l'ail, l'huile d'olive et le vinaigre dans un petit bol. Saler et poivrer. Verser sur les fruits et remuer doucement.

Couvrir et laisser mariner de 1 à 2 h dans le réfrigérateur.

Servir sur un lit de cresson.

Philippe Coudroy, chef – enseignant
à l'École hôtelière de la Capitale à Québec

Salade de choux

Temps de préparation : 20 minutes   4 portions
Marinade : 1 à 2 heures
Difficulté : facile

Vous pouvez râper les choux et les carottes à l'aide du robot ou d'une râpe.

300 g (1 ¾ tasse) de chou vert, râpé
100 g (⅔ tasse) de chou rouge, râpé
150 g (¾ tasse) de carottes, râpées

VINAIGRETTE

150 ml (⅔ tasse) d'huile d'olive
50 g (¼ tasse) de miel
3 c. à soupe de jus de citron, fraîchement pressé
2 ½ c. à soupe de vinaigre de vin rouge
1 c. à café de moutarde en poudre
2 ½ c. à café de sel
2 ½ c. à café de poivre du moulin
2 ½ c. à café de thym séché
2 ½ c. à café de persil séché
2 ½ c. à café d'ail, haché finement
1 c. à café de gingembre frais, râpé

Mélanger les légumes dans un grand bol.

Mélanger tous les ingrédients qui composent la vinaigrette dans un petit bol.

Verser la vinaigrette sur les légumes, couvrir et laisser mariner quelques heures dans le réfrigérateur avant de servir.

Florence Albernhe, chef – propriétaire
du restaurant *Le Grain de riz* à Québec

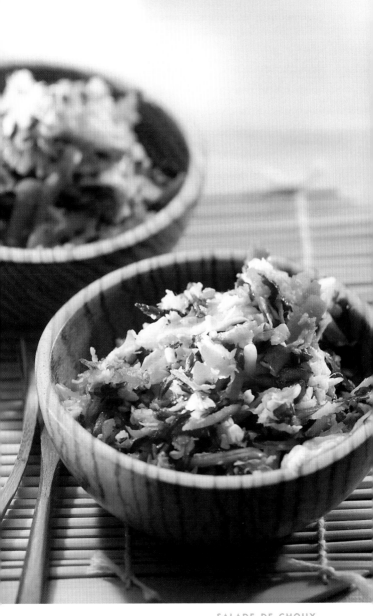

Salade de fruits et de crevettes à la thaïlandaise

Temps de préparation : 25 minutes
Difficulté : moyenne

4 à 6 portions

400 g (2 tasses) de fruits variés (mangue, papaye, pomme verte, poire, mandarine, pamplemousse, pomélo, fraise, raisin, etc.)
2 c. à soupe d'huile végétale
1 échalote, en fines tranches
1 gousse d'ail, en fines tranches
Le jus d'un citron vert, fraîchement pressé
Le zeste d'un citron vert
Sauce de poisson (nuoc-mâm ou nam pla) ou sel
Environ 1 c. à café de sucre (facultatif)
100 g de crevettes, cuites
2 c. à soupe d'arachides grillées, hachées
Fines herbes fraîches (menthe, coriandre, basilic thaïlandais, etc.), hachées
Piment fort rouge ou vert, haché finement

Préparer les fruits en les coupant en cubes, en tranches ou en suprêmes. Si l'on utilise des pommes, les arroser avec un peu de jus de citron pour empêcher l'oxydation.

Chauffer l'huile dans un poêlon. Faire revenir l'échalote et l'ail à feu moyen-doux en évitant de les faire dorer.

Dans un bol, mélanger le jus et le zeste de citron vert, la sauce de poisson, le sucre, les échalotes et l'ail et leur huile de cuisson.

Ajouter les fruits et les crevettes. Remuer doucement et rectifier l'assaisonnement.

Garnir d'arachides, de fines herbes et de piment.

Susan Sylvester, chef – enseignante
à l'École hôtelière de la Capitale à Québec

Salade de haricots verts aux algues aramé

Temps de préparation : 25 minutes
Difficulté : facile

4 portions

300 g (2 tasses) de haricots verts fins
2 c. à soupe d'algues aramé séchées
60 ml (¼ tasse) d'eau tiède
1 ½ c. à soupe de vinaigre de riz
2 c. à café d'huile de sésame
40 g (¼ tasse) d'oignons rouges, émincés
½ c. à café de sel marin

Plonger les haricots dans une casserole d'eau bouillante et cuire à découvert jusqu'à ce qu'ils soient tendres, mais encore croquants. Passer rapidement sous l'eau froide pour arrêter la cuisson.

Faire tremper les algues dans l'eau tiède environ 5 min.

Dans un bol, mélanger le vinaigre, la moitié de l'eau de réhydratation des algues et l'huile de sésame.

Ajouter tous les autres ingrédients et remuer doucement. Saler.

François Rousseau, chef – enseignant
à l'École hôtelière de la Capitale à Québec

Salade
de légumineuses
au cari vert

Temps de préparation : 15 minutes   4 portions
Difficulté : facile

Cette salade est délicieuse telle quelle,
mais elle peut aussi servir à farcir des artichauts.

475 g (2 ¼ tasses) de légumineuses en conserve, rincées
et égouttées
75 g (⅔ tasse) de poivrons multicolores, en dés
2 c. à soupe d'oignons, hachés finement
50 g (¼ tasse) de concombre, en dés
½ pomme rouge, en dés
½ c. à café de gingembre frais, râpé
1 c. à soupe de pâte de cari vert
60 ml (¼ tasse) de jus de citron, fraîchement pressé
1 c. à soupe de miel
80 ml (⅓ tasse) d'huile d'olive
Sel et poivre du moulin

Mélanger tous les ingrédients, sauf l'huile d'olive.

Saler et poivrer et ajouter l'huile. Bien mélanger,
couvrir et laisser reposer quelques heures dans
le réfrigérateur avant de servir.

Benoît Dussault, chef – enseignant
à l'École hôtelière de la Capitale à Québec

Salade de homard et de chou de Savoie

Temps de préparation : 1 heure   4 portions
Difficulté : moyenne

SALADE

2 homards d'environ 700 g chacun
1 petit chou de Savoie
2 oranges, pelées et coupées en quartiers

VINAIGRETTE

3 c. à soupe de jus d'orange, fraîchement pressé
Le jus d'un citron, fraîchement pressé
3 c. à soupe d'huile d'olive
1 c. à café de moutarde de Dijon
Brins de ciboulette fraîche, hachés
Sel et poivre du moulin

Préparer la vinaigrette en mélangeant tous les ingrédients qui la composent dans un petit bol.
Cuire les homards 15 min dans l'eau bouillante salée.
Détacher les feuilles extérieures du chou. Effeuiller le chou et débarrasser les feuilles des côtes qui sont trop grosses. Couper les feuilles en lanières et les plonger 5 min dans l'eau bouillante salée. Passer sous l'eau froide pour arrêter la cuisson et bien égoutter.
Assaisonner les lanières de chou avec le tiers de la vinaigrette.
Décortiquer les homards. Couper les queues en médaillons; casser les pinces et récupérer la chair. Badigeonner les morceaux de homard de vinaigrette. Disposer le chou dans l'assiette. Ajouter les quartiers d'orange et garnir des morceaux de homard sur le dessus.
Servir avec le reste de la vinaigrette dans une saucière.

Jean Soulard, président de la Fondation Serge-Bruyère et chef exécutif au *Fairmont Le Château Frontenac* à Québec

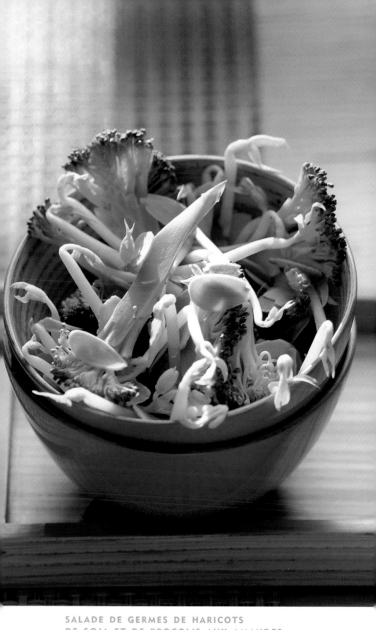

SALADE DE GERMES DE HARICOTS
DE SOJA ET DE BROCOLIS AUX AMANDES

Salade de germes de haricots de soja et de brocolis aux amandes

Temps de préparation : 1 h 15   3 ou 4 portions
Difficulté : facile

Gardez les tiges de brocoli pour faire un potage ou un mets d'accompagnement.

SALADE

1 brocoli, défait en bouquets et coupé en fines tranches
250 g de germes de haricots de soja
2 c. à café d'amandes effilées, grillées

VINAIGRETTE

3 c. à soupe de sauce soja
1 gousse d'ail, hachée
1 c. à soupe de gingembre frais, haché
Sel et poivre du moulin
80 ml (⅓ tasse) d'huile d'olive

Préparer la vinaigrette en mélangeant la sauce soja, l'ail et le gingembre. Saler et poivrer. Ajouter l'huile très lentement en remuant constamment.

Mettre les tranches de brocoli dans un plat et arroser de vinaigrette. Couvrir et laisser mariner 1 h dans le réfrigérateur.

Ajouter les germes de haricots de soja et bien remuer. Garnir d'amandes et servir.

Philippe Castel,
élu chef santé de l'année 2004 par ses pairs

Salade de maïs à la mexicaine

Temps de préparation : 15 minutes

4 portions

Difficulté : facile

4 épis de maïs, cuits et égrenés ou 2 tasses
de maïs en grains en conserve, égoutté

1 oignon vert, émincé

80 g (⅔ tasse) d'amandes effilées

1 poivron rouge, en dés

1 branche de céleri, en dés

2 c. à soupe de coriandre fraîche, hachée

2 c. à soupe d'origan frais, haché

Le jus d'un citron vert, fraîchement pressé

1 gousse d'ail, hachée

80 ml (⅓ tasse) d'huile d'olive

50 g (⅓ tasse) d'olives noires, en rondelles

500 g (2 ¼ tasses) de haricots rouges en conserve, rincés
et égouttés

Tabasco ou piment Jalapeño, haché

Sel

*Bien mélanger tous les ingrédients dans
un grand bol.*

*Couvrir et laisser reposer 1 h dans le réfrigérateur
avant de servir.*

Éric Harvey, chef – enseignant
à l'École hôtelière de la Capitale à Québec

Salade
de mangue verte

Temps de préparation : 25 minutes   4 portions
Difficulté : moyenne

*La mangue verte est une variété de mangue peu
sucrée, très populaire en Asie et dans les Antilles.
Servez cette salade avec du riz vapeur assaisonné
à votre goût.*

4 mangues vertes
2 c. à soupe de jus de citron vert, fraîchement pressé
3 c. à soupe de petites crevettes, cuites, décortiquées
2 c. à soupe d'arachides non grillées
et non salées, moulues
2 c. à soupe de sucre
60 ml (¼ tasse) de sauce de poisson (nuoc-mâm
ou nam pla)
2 c. à soupe de sambal œlek (voir p. 212)
1 bouquet de menthe fraîche, haché
(réserver quelques brins)
2 échalotes, hachées
1 bouquet de coriandre fraîche, haché
(réserver quelques brins)
1 ou 2 piments oiseaux, hachés finement
4 grandes feuilles de laitue fraîche et croquante

*Éplucher les mangues et râper en fines lamelles
à l'aide d'un couteau bien affûté ou d'une
mandoline.*

*Dans un bol, mélanger les mangues avec le jus
de citron vert, les crevettes, les arachides, le sucre,
la sauce de poisson et le sambal œlek.*

*Ajouter la menthe, les échalotes, la coriandre et
les piments.*

*Rectifier l'assaisonnement et rajouter du sucre
et du jus de citron vert au besoin.*

Servir chaque portion sur une grande feuille de laitue. Garnir avec quelques brins de menthe et de coriandre.

Jean Vachon, chef – enseignant
à l'École hôtelière de la Capitale à Québec

Salade
de papaye verte

Temps de préparation : 20 minutes **4 portions**
Difficulté : facile

Cette salade se sert habituellement avec des légumes crus hachés en petits morceaux, du riz gluant et du poulet rôti.

300 g (1 ½ tasse) de papaye verte, pelée et coupée en bâtonnets

7 petits piments forts frais

6 gousses d'ail, hachées grossièrement

50 g (⅓ tasse) de haricots verts longs, coupés en tronçons

60 g (½ tasse) d'arachides grillées non salées

30 g de petites crevettes, cuites, décortiquées

6 tomates cerises, coupées en quatre

3 c. à soupe de jus de citron vert ou jaune, fraîchement pressé

1 c. à soupe de sucre

1 c. à soupe de sauce de poisson
(nuoc-mâm ou nam pla)

À l'aide du robot ou dans un mortier, broyer un morceau de papaye verte avec les piments et l'ail.

Vider dans un grand bol et ajouter les haricots, les arachides, les crevettes, les tomates et le reste de la papaye verte.

Bien mélanger le jus de citron, le sucre

et la sauce de poisson. Verser dans le grand bol
et bien incorporer.

Jean Vachon, chef – enseignant
à l'École hôtelière de la Capitale à Québec

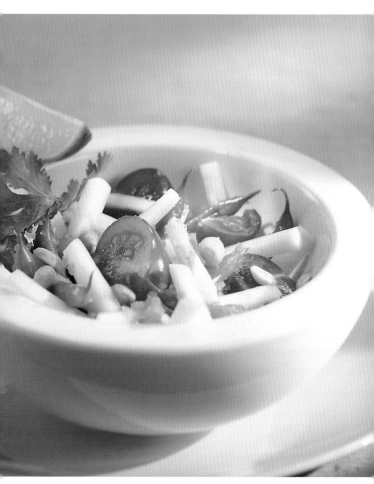

SALADE DE PAPAYE VERTE

Salade de légumes au fromage

Temps de préparation : 30 minutes   **4 à 6 portions**
Difficulté : moyenne

Cette salade se conserve cinq ou six jours dans le réfrigérateur. Vous pouvez l'enrichir de pignons grillés ou de graines de lin à votre goût. Si vous la préparez la veille, elle sera encore meilleure, car toutes les saveurs auront eu le temps de bien se mêler.

La vinaigrette est également délicieuse avec la salade d'épinards. Gardez le reste dans le réfrigérateur pour un usage ultérieur. L'huile pimentée se conserve dans le réfrigérateur dans un bocal hermétique. Essayez-la avec les salades, les pizzas, les sandwiches et les plats sautés. Le brocofleur est un croisement entre le brocoli et le chou-fleur.

HUILE PIMENTÉE

125 ml (½ tasse) d'huile d'olive
1 c. à soupe de flocons de piment

VINAIGRETTE

1 c. à soupe d'huile de sésame
80 ml (⅓ tasse) de vinaigre de riz
3 c. à soupe de sauce soja
1 ½ c. à café d'ail, haché
1 c. à soupe de gingembre frais, haché

SALADE

1 carotte moyenne, en julienne
1 oignon moyen, en cubes
2 branches de céleri, en cubes
40 g (¼ tasse) de haricots verts, coupés en deux
1 bouquet de brocofleur, en fines tranches
1 bouquet de chou-fleur, en fines tranches
30 g (¼ tasse) de fromage suisse, en dés

*Préparer l'huile pimentée en chauffant l'huile
d'olive à feu moyen jusqu'à ce qu'elle soit bien
chaude. Retirer du feu et ajouter les flocons
de piment. Laisser refroidir.*

*À l'aide d'un fouet, mélanger l'huile pimentée
avec tous les ingrédients qui composent
la vinaigrette et réserver.*

*Cuire les légumes à la vapeur jusqu'à ce qu'ils
soient tendres, mais encore fermes sous la dent
(al dente). Refroidir à l'eau froide et bien égoutter.*

*Dans un grand bol, bien mélanger tous
les légumes. Arroser avec 60 ml (¼ tasse)
de vinaigrette, puis garnir de fromage.*

Salade :
Philippe Castel,
élu chef santé de l'année 2004 par ses pairs

Vinaigrette :
Susan Sylvester, chef – enseignante
à l'École hôtelière de la Capitale à Québec

Salade d'épinards et de pak-choï

Temps de préparation : 15 minutes
Difficulté : facile

4 portions

Si vous ne trouvez pas de jeunes épinards, achetez les épinards ordinaires et coupez-les grossièrement à l'aide d'un couteau. Si vous prévoyez de ne pas servir toute la salade au même repas, conservez la vinaigrette à part.

SALADE

150 g (2 tasses) de jeunes épinards
2 branches de céleri, hachées finement
80 g (1 tasse) de germes de haricots de soja
1 poivron rouge, en petits dés
160 g (1 tasse) de pak-choï, émincé
120 g (1 tasse) de noix de cajou, légèrement grillées et grossièrement hachées
2 c. à soupe de ciboulette fraîche, hachée

VINAIGRETTE

60 ml (¼ tasse) de sauce soja
125 ml (½ tasse) d'huile de pépins de raisin
1 gousse d'ail, hachée
1 c. à soupe de gingembre frais, haché ou râpé très finement

Dans un grand bol, bien mélanger tous les ingrédients qui composent la salade.

Dans un petit bol, mélanger tous les ingrédients qui composent la vinaigrette.

Verser la vinaigrette sur la salade et bien remuer. Couvrir et laisser reposer 1 h dans le réfrigérateur avant de servir.

Marlène Gagnon, chef – enseignante
à l'École hôtelière de la Capitale à Québec

Salade
de légumineuses

Temps de préparation : 15 minutes   **4 portions**
Difficulté : facile

SALADE

475 g (2 ¼ tasses) de légumineuses en conserve, rincées
et égouttées

1 oignon vert, haché

1 poivron rouge, en dés

50 g (¼ tasse) de céleri, en dés

VINAIGRETTE

110 g (¾ tasse) de tofu soyeux

30 g (¼ tasse) de graines de lin, moulues

1 c. à soupe de jus de citron, fraîchement pressé

1 c. à soupe d'huile de pépins de raisin

2 c. à soupe d'eau

1 gousse d'ail, hachée

1 c. à soupe de moutarde forte

GARNITURE

Feuilles de laitue

60 g (½ tasse) d'amandes, hachées

*Mélanger les légumineuses avec l'oignon vert,
le poivron et le céleri.*

*À l'aide du mixeur ou du robot, mélanger tous les
ingrédients qui composent la vinaigrette jusqu'à
ce qu'elle ait la consistance d'une mayonnaise.*

Verser sur les légumes et bien remuer.

Servir sur un lit de laitue et garnir d'amandes.

Marlène Gagnon, chef – enseignante
à l'École hôtelière
de la Capitale à Québec

Salade de pétales de radis au fenouil

Temps de préparation : 25 minutes   **4 portions**
Difficulté : moyenne

Si vous n'avez pas de mandoline, un couteau bien affûté fera l'affaire pour obtenir de très fines tranches de radis et de fenouil.

SALADE

500 g de radis, émincés très finement à la mandoline
1 bulbe de fenouil, émincé très finement à la mandoline
100 g (2/3 tasse) de noix de Grenoble, hachées finement

VINAIGRETTE

Le zeste de 2 oranges, tangerines ou mandarines
Le jus de 2 oranges, tangerines ou mandarines, fraîchement pressé
3 c. à soupe de vinaigre balsamique
Sel et poivre du moulin
150 ml (2/3 tasse) d'huile d'olive vierge

Mélanger les radis, le fenouil et les noix dans un bol.

Cuire le zeste des agrumes à l'eau bouillante environ 1 min. Passer sous l'eau froide pour arrêter la cuisson.

Dans un petit bol, préparer la vinaigrette en mélangeant le zeste, le jus d'agrume et le vinaigre. Saler et poivrer. Verser l'huile très lentement en remuant constamment à l'aide d'une fourchette ou d'un fouet.

Verser la vinaigrette sur la salade, couvrir et réserver 1 h dans le réfrigérateur avant de servir.

Philippe Castel, élu chef santé de l'année 2004 par ses pairs

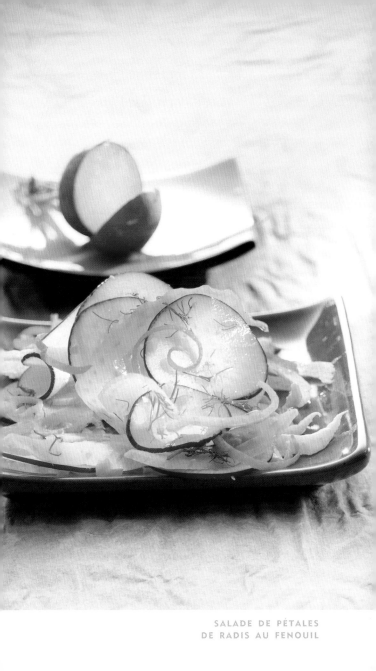

SALADE DE PÉTALES
DE RADIS AU FENOUIL

Salade tiède
de saumon au xérès

Temps de préparation : 30 minutes   **4 portions**
Difficulté : moyenne

Cette salade est encore plus remarquable si on la sert avec des tomates mûres ou des tomates confites dans l'huile d'olive (voir p. 258).

SALADE

4 escalopes de saumon de 60 g chacune

3 c. à soupe d'huile d'olive

600 g de mesclun bien frais

Fines herbes fraîches à votre goût (persil, ciboulette, estragon, basilic)

120 g (2/3 tasse) de concombre, évidé et émincé

60 g (1/3 tasse) de radis, émincés

VINAIGRETTE

1 c. à soupe d'échalotes, hachées

2 c. à soupe de moutarde de Dijon

4 c. à soupe de moutarde de Meaux ou à l'ancienne

1 c. à soupe de miel (non pasteurisé de préférence)

60 ml (1/4 tasse) de vinaigre de xérès

375 ml (1 1/2 tasse) d'huile de soja

Sel et poivre du moulin

Préparer la vinaigrette en mélangeant dans un bol les échalotes, les moutardes, le miel et le vinaigre. Verser graduellement l'huile de soja. Saler et poivrer.

Saler et poivrer le saumon. Déposer sur une plaque de cuisson légèrement huilée. Badigeonner le saumon avec l'huile d'olive et griller au four.

Dresser le saumon sur un lit de mesclun. Ajouter les fines herbes, le concombre et les radis. Arroser de vinaigrette et servir immédiatement.

**François Rousseau, chef – enseignant
à l'École hôtelière de la Capitale à Québec**

Salade printanière

Temps de préparation : 15 minutes   **4 portions**
Difficulté : facile

SALADE

600 g (3 tasses) de cœurs d'artichauts entiers ou coupés, en conserve

2 tomates moyennes, en quartiers

1 bouquet de cresson frais, lavé et épongé

100 g (⅔ tasse) de cheddar vieilli, râpé

2 c. à soupe de ciboulette fraîche, hachée

30 g (¼ tasse) de noisettes entières, grillées et hachées (voir p. 207)

VINAIGRETTE

4 c. à soupe de moutarde de Dijon

3 c. à soupe de vinaigre de vin blanc ou de vinaigre d'érable

3 c. à soupe de sirop d'érable (foncé de préférence)

150 ml (⅔ tasse) d'huile de noisette (de préférence) ou de pépins de raisin de qualité

Sel et poivre du moulin

Préparer la vinaigrette en mélangeant la moutarde, le vinaigre et le sirop dans un bol. Ajouter l'huile en fouettant constamment. Saler et poivrer.

Dans un grand bol, mélanger tous les ingrédients qui composent la salade, sauf les noisettes.

Ajouter la vinaigrette au dernier moment. Garnir de noisettes et servir.

Marlène Gagnon, chef – enseignante
à l'École hôtelière de la Capitale à Québec

Salade d'épinards à l'orange sanguine

Temps de préparation : 15 minutes   4 portions
Difficulté : facile

*Deux vinaigrettes pour une recette, à alterner.
On peut remplacer les oranges sanguines par
des oranges ordinaires.*

SALADE

2 oranges
200 g de feuilles d'épinards

VINAIGRETTE

2 c. à soupe de sauce soja
1 gousse d'ail, hachée
1 ½ c. à soupe de gingembre frais, haché
Sel et poivre du moulin
80 ml (⅓ tasse) d'huile d'olive
2 c. à café d'huile de sésame

VINAIGRETTE (VARIANTE)

1 c. à soupe de vinaigre de xérès
Sel et poivre du moulin
4 c. à café de jus d'orange, fraîchement pressé
60 ml (¼ tasse) d'huile d'olive

*À l'aide d'un couteau bien affûté, retirer l'écorce
et la peau blanche des oranges, puis les couper en
quartiers au-dessus d'un bol et réserver le jus.
Laver et équeuter les épinards.
Préparer la vinaigrette en mélangeant tous les
ingrédients, dans l'ordre. Ajouter le jus d'orange.
Dans un grand bol, mélanger les épinards
et les oranges. Ajouter la vinaigrette au dernier
moment. Bien remuer.*

Philippe Castel, élu chef santé de l'année 2004 par ses pairs

Olivier Neau, chef – enseignant
à l'École hôtelière de la Capitale à Québec

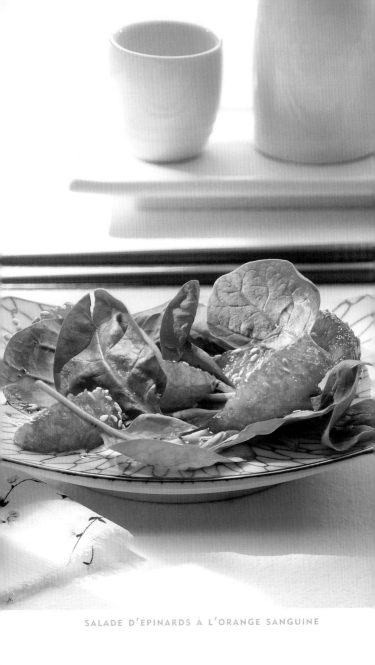

SALADE D'ÉPINARDS À L'ORANGE SANGUINE

Salade népalaise

Temps de préparation : 40 minutes   **4 portions**
Difficulté : facile

250 g de pommes de terre grelots
1 c. à soupe de curcuma moulu
60 g (½ tasse) de graines de sésame
Le jus d'un citron, fraîchement pressé
15 g (½ tasse) de coriandre fraîche, hachée
125 ml (½ tasse) d'eau
Sel et poivre du moulin
3 c. à soupe d'huile d'olive
2 poivrons verts, émincés
1 piment Jalapeño, haché finement
1 c. à soupe de graines de cumin

Cuire les pommes de terre entières jusqu'à ce qu'elles n'offrent qu'une légère résistance au centre. Refroidir rapidement à l'eau froide et couper en rondelles.

Dans un grand bol, mélanger les pommes de terre, le curcuma, les graines de sésame, le jus de citron, la coriandre et l'eau. Saler et poivrer.

Dans une sauteuse, faire chauffer l'huile d'olive et revenir les poivrons, le piment et les graines de cumin à feu moyen-vif.

Ajouter les pommes de terre, bien mélanger et servir tiède.

Jean-Pierre Cloutier, chef – propriétaire du *Café-restaurant du Musée* à Québec

Salade tiède
de choux de Bruxelles

Temps de préparation : 40 minutes **4 portions**
Difficulté : moyenne

Voici une salade toute désignée pour accompagner les grillades et les fruits de mer. Les bourgeons de capucine sont habituellement confits dans du vinaigre à l'estragon. On peut s'en procurer dans les épiceries fines ou les remplacer par des câpres.

320 g de choux de Bruxelles
3 c. à soupe d'huile végétale
2 oignons verts, émincés
Sel et poivre du moulin
2 c. à soupe de vinaigre à l'estragon
2 à 3 c. à soupe de bourgeons de capucine
ou de câpres
½ bouquet de ciboulette fraîche, hachée

Faire une incision en forme de croix à la base des choux de Bruxelles. Cuire à la vapeur environ 12 min.

Chauffer l'huile dans une casserole, ajouter les choux et les oignons verts. Saler et poivrer généreusement. Cuire à peine 1 min.

Déglacer avec le vinaigre et bien remuer. Incorporer les bourgeons de capucine et la ciboulette.

Jean-Pierre Cloutier, chef – propriétaire du *Café-restaurant du Musée* à Québec

Salade de pommes et de pleurotes

Temps de préparation : 30 minutes   4 portions
Difficulté : facile

2 c. à soupe de beurre
3 pommes, en cubes
375 g de pleurotes
2 c. à soupe de vinaigre de cidre
60 ml (¼ tasse) d'huile d'olive
Sel et poivre du moulin
400 g (5 tasses) de roquette fraîche
60 g (½ tasse) de noix de Grenoble

Cuire séparément les pommes et les pleurotes dans le beurre de 1 à 2 min à feu moyen-vif.

Dans un petit bol, mélanger le vinaigre et l'huile d'olive. Saler et poivrer.

Dans un grand bol, bien mélanger la roquette avec la vinaigrette. Ajouter les pommes, les champignons et les noix. Servir tiède.

Jean-Pierre Cloutier, chef – propriétaire du *Café-restaurant du Musée* à Québec

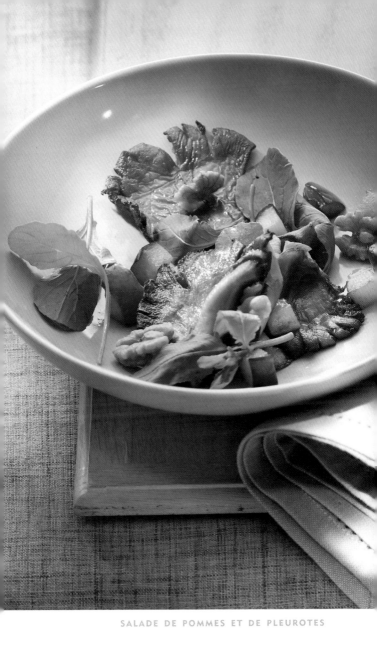

SALADE DE POMMES ET DE PLEUROTES

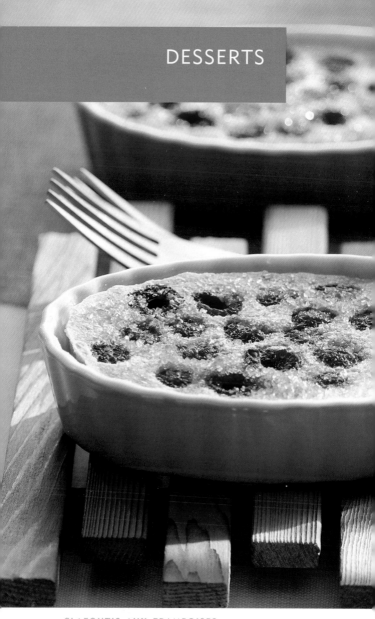

DESSERTS

CLAFOUTIS AUX FRAMBOISES

Clafoutis
aux framboises

Temps de préparation : 1 h 15

Difficulté : moyenne

8 portions

60 g (½ tasse) de farine non blanchie

60 g (½ tasse) de farine d'avoine

60 g (½ tasse) d'amandes moulues

3 œufs

125 ml (½ tasse) de sirop d'érable

100 g (½ tasse) de sucre d'érable granulé

150 ml (⅔ tasse) de crème à 35 %

150 ml (⅔ tasse) de lait de soja

250 g (1 ⅔ tasse) de framboises fraîches

Graisser et fariner un moule de 25 × 30 cm.

Mélanger la farine non blanchie, la farine d'avoine et les amandes dans un bol.

Battre les œufs dans un autre bol. Ajouter le sirop et le sucre d'érable et bien remuer. Incorporer les ingrédients secs.

Ajouter la crème et le lait de soja délicatement. Verser dans le moule et couvrir uniformément avec les framboises.

Cuire au four à 200 °C de 30 à 40 min.

Sortir du four et démouler immédiatement.

Jean Vachon, chef – enseignant
à l'École hôtelière de la Capitale à Québec

Brownies
aux marrons

Temps de préparation : 1 h 30　　　　　　　　**24 brownies**
Difficulté : moyenne

Vous trouverez des flocons de marron grillé dans les épiceries italiennes, les magasins d'aliments naturels et les boutiques spécialisées. Ces brownies sont encore meilleurs le lendemain de leur préparation. Conservez-les à température ambiante dans une boîte hermétique.

100 g de chocolat noir 72 %
120 g (½ tasse) de beurre
80 g (⅓ tasse) de sucre
4 œufs, séparés
30 g (¼ tasse) de noix de Grenoble
30 g (¼ tasse) de pacanes (noix de pécan)
60 g (½ tasse) de flocons de marron grillé, ou de poudre d'amande ou de noisette

Faire fondre le chocolat avec le beurre et le sucre dans un bain-marie sans couvrir.

Ajouter les jaunes d'œufs, un à la fois, en mélangeant énergiquement après chaque addition.

Dans un bol bien propre, à l'aide d'un mixeur, monter les blancs d'œufs en pics assez fermes, puis les incorporer au chocolat en mélangeant délicatement.

Ajouter les noix, les pacanes et les flocons de marron.

Chemiser de papier parchemin (papier sulfurisé) un moule de 25 × 30 cm.

Verser la préparation dans le moule et cuire au four à 190 ºC de 25 à 30 min.

Laisser reposer 10 min avant de démouler et de découper en carrés.

Philippe Castel,
élu chef santé de l'année 2004 par ses pairs

Coupe de yogourt aux fruits frais

Temps de préparation : 45 minutes
Difficulté : moyenne

4 portions

Le kéfir est un lait fermenté au goût aigre et pétillant. Il est facile à digérer, en plus d'être une excellente source de protéines. Il est très consommé dans le Caucase.

200 g (1 ⅓ tasse) de framboises fraîches
200 g (1 ⅓ tasse) de canneberges fraîches
200 g (1 ⅓ tasse) de prunes rouges, en quartiers
100 g (½ tasse) de rhubarbe, en morceaux
400 g (1 ⅔ tasse) de sucre brun non raffiné
300 g (1 ¼ tasse) de yogourt nature
300 g (1 ¼ tasse) de kéfir nature
150 g (1 tasse) de granola aux noix
Quelques feuilles de menthe fraîche

Mettre les fruits et le sucre dans une casserole. Porter à ébullition en remuant de temps à autre pour les empêcher de coller. Laisser mijoter environ 15 min, jusqu'à ce que les canneberges éclatent et que la rhubarbe soit cuite.

Verser dans un bol et laisser refroidir dans le réfrigérateur.

Mélanger le yogourt et le kéfir dans un bol. Couvrir et réserver dans le réfrigérateur.

Remplir un verre haut (genre verre à gin) de fruits aux deux tiers. Ajouter un peu de yogourt.

Garnir de granola et de menthe fraîche avant de servir.

Steve McCandless, chef – copropriétaire du bistro
***Le Clocher Penché* à Québec**

Coupe
de chocolat noir aux petits fruits

Temps de préparation : 1 h 15
Difficulté : facile

4 portions

2 c. à soupe de bleuets (myrtilles)
2 c. à soupe de framboises
2 c. à soupe de mûres
2 c. à soupe de fraises
60 g (¼ tasse) de sucre
300 ml (1 ¼ tasse) de crème à 35 %
180 g de chocolat noir à 72 %
Feuilles de menthe fraîches, ciselées

Passer les fruits et le sucre au mixeur pour obtenir une purée.

Verser dans des bacs à glaçons et congeler 1 h.

Séparer la crème en deux parts égales.

Faire fondre le chocolat au bain-marie. Verser lentement une des deux parts de crème en remuant rapidement pour éviter la formation de cristaux.

Fouetter la deuxième part de crème en veillant à ce qu'elle ne devienne pas trop ferme et l'incorporer doucement au chocolat fondu.

Remplir à moitié 4 coupes à dessert avec le chocolat.

Placer un glaçon de fruit au centre de chaque coupe et couvrir avec le reste de la mousse.

Garnir chaque portion avec quelques feuilles de menthe ciselées.

Philippe Castel,
élu chef santé de l'année 2004 par ses pairs

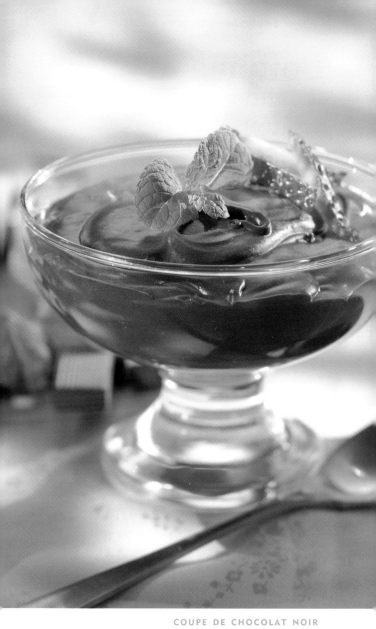

COUPE DE CHOCOLAT NOIR
AUX PETITS FRUITS

Pouding
au chocolat amer et au tofu soyeux

Temps de préparation : 25 minutes   **4 portions**
Difficulté : facile

Le tofu soyeux aux amandes est un dessert vendu dans les magasins d'aliments naturels et la plupart des supermarchés.

375 g (2 ½ tasses) de tofu soyeux aux amandes
300 g de chocolat noir à 70 %
Petits fruits des champs selon votre goût

Passer le tofu au mixeur environ 30 secondes, jusqu'à consistance onctueuse.

Faire fondre le chocolat noir au bain-marie.

Incorporer le chocolat fondu au tofu.

À l'aide du mixeur, battre le tofu et le chocolat 1 min à petite vitesse.

Verser le pouding dans 4 ramequins et garnir avec les petits fruits des champs.

**Éric Harvey, chef – enseignant
à l'École hôtelière de la Capitale à Québec**

Croustade
aux petits fruits

Temps de préparation : 1 heure   **6 à 8 portions**
Difficulté : facile

*Si vous avez des petits fruits congelés, ne les faites
pas décongeler avant de les utiliser dans cette
recette. Les baies sont une excellente source d'une
très grande variété d'agents anticancéreux
et on devrait en consommer régulièrement.
Cette croustade est délicieuse avec de la glace
à la vanille.*

90 g (1 tasse) de flocons d'avoine
120 g (½ tasse) de cassonade
ou de sucre roux bien tassé
35 g (¼ tasse) de farine tout usage
3 c. à soupe de beurre froid
600 g (4 tasses) de petits fruits variés frais ou congelés
(fraises, framboises, myrtilles et mûres)

Préchauffer le four à 180 °C.

*Mélanger les flocons d'avoine, la cassonade,
la farine et le beurre jusqu'à l'obtention
de grumeaux homogènes.*

*Mettre les fruits dans un plat en pyrex
de 20 × 20 cm et couvrir avec la garniture.*

*Cuire au four à découvert de 30 à 45 min, jusqu'à
ce que les fruits bouillonnent et que le centre soit
bien cuit. Servir tiède.*

Richard Béliveau

Nage de clémentine au thé vert

Temps de préparation : 20 minutes   **5 portions**
Difficulté : facile

250 ml (1 tasse) d'eau
60 g (¼ tasse) de sucre
2 c. à café de thé vert
10 clémentines, épluchées et séparées en quartiers
40 g (¼ tasse) de myrtilles ou de bleuets frais ou
de canneberges

Faire bouillir l'eau et le sucre 3 min. Ajouter le thé et laisser infuser 5 min.

Filtrer le thé. Ajouter les clémentines et les myrtilles (ou canneberges) et laisser frémir 2 min.

Couvrir et laisser mariner 12 h dans le réfrigérateur.

Christophe Alary, chef – enseignant
à l'École hôtelière de la Capitale à Québec,
élu chef de l'année 2004 par ses pairs

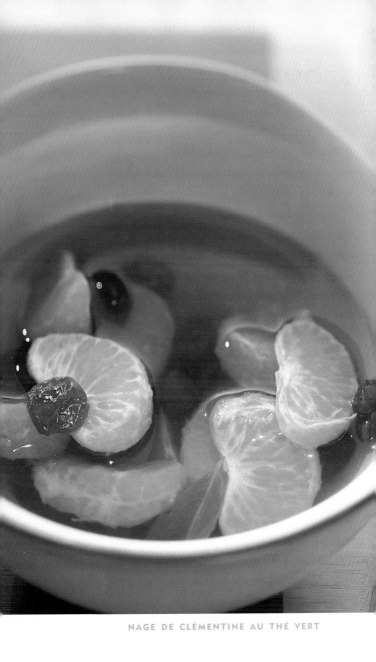

NAGE DE CLÉMENTINE AU THÉ VERT

Soupe aux petits fruits à la bourguignonne

Temps de préparation : 20 minutes   **4 portions**
Difficulté : facile

150 g (¾ tasse) de miel
175 ml (¾ tasse) de vin rouge de Bourgogne
1 bâton de cannelle
Poivre du moulin
100 g (⅔ tasse) de bleuets (myrtilles)
100 g (⅔ tasse) de framboises
100 g (⅔ tasse) de fraises
100 g (⅔ tasse) de mûres ou de canneberges

Faire bouillir le miel pendant 8 min.

*Ajouter le vin et le bâton de cannelle.
Poivrer et laisser bouillir 5 min.*

*Verser sur les fruits et laisser refroidir dans
le réfrigérateur.*

Servir dans des bols à dessert.

**Éric Harvey, chef – enseignant
à l'École hôtelière de la Capitale à Québec**

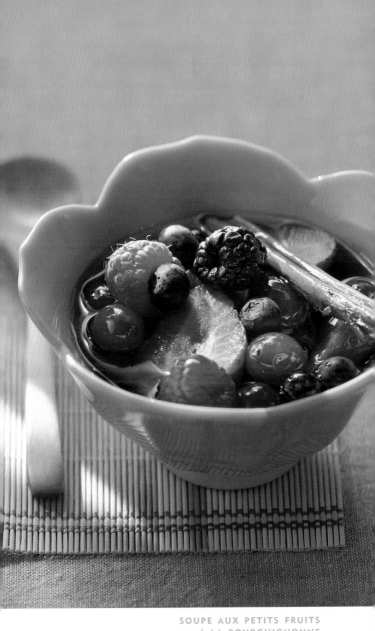

SOUPE AUX PETITS FRUITS
À LA BOURGUIGNONNE

Tartelette
chaude au chocolat

Temps de préparation : 45 minutes   **10 tartelettes**
Difficulté : facile

Cette recette belge peut aussi être faite avec un mélange composé à parts égales de farine de blé et de farine tout usage. On peut ajouter des petits fruits au centre et les parfumer avec du basilic frais haché très finement.

180 g (¾ tasse) de beurre doux
300 g (1 ½ tasse) de sucre d'érable granulé
190 g de chocolat noir mi-amer, fondu
6 œufs
100 g (⅔ tasse) de farine tout usage, tamisée

Beurrer 10 moules à tartelettes.

Faire fondre le beurre et le verser dans un bol. Ajouter le sucre d'érable et bien remuer.

Verser le chocolat et bien mélanger.

Incorporer les œufs, un à la fois, puis ajouter la farine.

Verser dans les moules. Cuire au four à 150 °C environ 10 min et servir immédiatement.

**Isabelle Légaré, chef – enseignante
à l'École hôtelière de la Capitale à Québec**

Salade
de fruits tropicale

Temps de préparation : 15 minutes   **4 portions**
Difficulté : facile

100 g (½ tasse) de miel
½ c. à café de gingembre frais,
haché finement
100 g (½ tasse) d'ananas, en dés
2 oranges, en quartiers
1 citron vert, en quartiers
2 mangues, en dés
1 mandarine, en quartiers

Chauffer le miel et le gingembre environ 2 min.

*Dans un grand bol, mélanger tous les fruits
et napper de miel chaud.*

*Couvrir et laisser mariner 12 h dans
le réfrigérateur avant de servir.*

**Éric Harvey, chef – enseignant
à l'École hôtelière de la Capitale à Québec**

Tapioca
au thé vert

Temps de préparation : 45 minutes   **10 portions**
Difficulté : facile

Le tapioca vert est facile à trouver dans les épiceries asiatiques. Les Vietnamiens en sont particulièrement friands. Sa couleur vient du fait qu'on le colore avec des feuilles de pandanus. La pâte de pistache est fabriquée comme la pâte d'amandes. Elle est vendue couramment dans les épiceries arabes.

500 ml (2 tasses) de lait de soja
1 sachet de thé vert
75 g (1/3 tasse) de tapioca vert, rincé et égoutté
120 g (1/2 tasse) de sucre
1 c. à soupe de pâte de pistache
20 cerises fraîches, dénoyautées et coupées en morceaux
4 c. à soupe de yogourt nature

Chauffer le lait de soja et infuser le thé 10 min. Retirer le sachet.

Verser le tapioca dans le lait et cuire de 15 à 20 min en remuant de temps à autre. Ajouter le sucre et la pâte de pistache en fin de cuisson.

Garnir 10 verres à liqueur de tapioca.

Passer les cerises et le yogourt au robot et verser sur le tapioca.

**Christophe Alary, chef – enseignant
à l'École hôtelière de la Capitale à Québec,
élu chef de l'année 2004 par ses pairs**

Truffes au thé vert et au lait de soja

Temps de préparation : 30 minutes
Temps de repos : 2 heures
Difficulté : facile

30 truffes

250 ml (1 tasse) de lait de soja à la vanille
2 sachets de thé vert
250 g de chocolat noir à 70 %
90 g (¾ tasse) de pistaches non salées, écalées

*Faire bouillir doucement le lait de soja avec
les sachets de thé.*

*Retirer les sachets et verser le lait bouillant sur
le chocolat. Remuer 2 min, puis laisser refroidir
2 h à température ambiante.*

*Pendant ce temps, moudre les pistaches à l'aide
du robot.*

*Façonner 30 truffes avec le chocolat refroidi
et les rouler au fur et à mesure dans les pistaches.*

**Éric Harvey, chef – enseignant
à l'École hôtelière de la Capitale à Québec**

Gâteau
aux carottes
et aux fruits secs

Temps de préparation : 2 heures
Difficulté : moyenne

10 portions

375 ml (1 ½ tasse) d'eau bouillante

200 g (1 tasse) de fruits secs (canneberges, pruneaux, abricots, figues, dattes, raisins, etc.), hachés

1 c. à soupe de piment de la Jamaïque

1 c. à café de gingembre moulu

Une pincée de muscade moulue

½ c. à café de sel

225 g (1 ½ tasse) de farine de blé entier

60 g (¾ tasse) de son de blé

1 c. à café de levure chimique
(poudre à lever)

1 c. à café de bicarbonate de soude

200 g (1 tasse) de carottes, râpées

60 ml (¼ tasse) d'huile de lin ou d'une autre huile de première pression à froid

2 c. à soupe de miel

125 ml (½ tasse) de sirop d'érable

Préchauffer le four à 180 °C.

Verser l'eau bouillante sur les fruits secs et laisser tremper 10 min.

Dans un bol, mélanger le piment de la Jamaïque, le gingembre, la muscade, le sel, la farine, le son de blé, la levure chimique et le bicarbonate de soude.

Dans un autre bol, mélanger les carottes, les fruits secs et leur eau de trempage, l'huile de lin, le miel et le sirop d'érable.

Incorporer les ingrédients secs aux ingrédients humides et mélanger juste assez pour obtenir une consistance lisse.

Verser dans un moule à pain antiadhésif

de 23 × 13 cm et cuire au four environ 1 h 15.
Le gâteau est cuit lorsqu'un cure-dent inséré
au centre ressort propre.

**Susan Sylvester, chef – enseignante
à l'École hôtelière de la Capitale à Québec**

REMERCIEMENTS

L'inspiration nécessaire à l'écriture de cet ouvrage nous est venue du courage remarquable des patients atteints du cancer, enfants et adultes, qui luttent au quotidien contre cette terrible maladie. Nous désirons leur rendre hommage et leur exprimer notre profonde admiration pour leur détermination dans leur combat.

Merci à la Fondation Charles-Bruneau, qui a permis, grâce à ses encouragements et à son soutien financier, l'élaboration du programme de recherche en nutrathérapie, mis en place au service d'hémato-oncologie de l'hôpital Sainte-Justine.

Merci à la Fondation UQAM et à ses généreux donateurs, qui nous soutiennent pour la Chaire en prévention et traitement du cancer, pour leur vision et leur soutien indéfectible.

Merci à la Société de recherche sur le cancer, qui appuie activement, par des subventions de recherche, nos projets depuis le début du programme.

Merci au Dr Claude Bertrand, neurochirurgien, pour sa générosité à l'égard de la création de la Chaire Claude-Bertrand en neurochirurgie au CHUM, dont j'ai l'honneur d'être le premier titulaire (R.B.).

Merci à tous nos collègues cliniciens du service d'hémato-oncologie de l'hôpital Sainte-Justine pour leur remarquable dévouement dans leur lutte contre le cancer chez les enfants.

Merci à tous les membres du service – infirmières, pharmaciens, bénévoles, thérapeutes – pour leur immense dévouement et leur généreux engagement envers les jeunes patients atteints du cancer.

Merci à tous les chercheurs du laboratoire de médecine moléculaire, dont les travaux de recherche sont à l'origine des premières découvertes en nutrathérapie, pour leur extraordinaire enthousiasme à faire progresser la connaissance médicale.

Merci à tous les chefs talentueux qui ont contribué à la réalisation de cet ouvrage, spécialement ceux de la Fondation Serge-Bruyère. Ils ont su relever le défi de concocter des mets délicieux qui répondent à nos critères. Merci particulièrement à Jean-Pierre Cloutier, du Café-Restaurant du musée national des Beaux-Arts du Québec, et à Guylaine Boisvert, de la Fondation, pour leur enthousiasme et leurs efforts de coordination.

Merci au Dr Serge Carrière, grâce à qui tout cela s'est réalisé, pour sa sagesse, son humanisme, sa vision éclairée, sa passion pour le progrès médical et son dévouement illimité à l'amélioration de la condition humaine.

BIBLIOGRAPHIE

Chapitre 1

Pour en savoir plus...

... sur la prévention du cancer par l'alimentation
- World Cancer Research Fund/American Institute for Cancer Research. *Food, nutrition and the prevention of cancer: a global perspective*, 1997, 670 pages.
- R. Doll, R. Peto. «The causes of cancer: quantitative estimates of avoidable risks of cancer in the United States today.» *J. Natl Cancer Inst.* 1981; 66 : 1196-1265.
- W.C. Willett. «Diet and cancer». *Oncologist.* 2000; 5 : 393-404.
- B.N. Ames, L.S. Gold, W.C. Willett. «The causes and prevention of cancer.» *Proc. Natl Acad. Sci. U.S.A.* 1995; 92 : 5258-5265.

... sur les microfoyers tumoraux
- J. Folkman, R. Kalluri. «Cancer without disease.» *Nature* 2004; 427 : 787.
- W.C. Black, H.G. Welch. «Advances in dignostic imaging and overestimation of disease prevalence and the benefits of therapy.» *N. Eng. J. Med.* 1993; 328 : 1237-1243.

... sur le puzzle du cancer
- D. Hanahan, R.A. Weinberg. «The hallmarks of cancer.» *Cell* 2000; 100 : 57-70.

... sur les composés phytochimiques anticancéreux
- Y.-J. Surh. «Cancer chemoprevention with dietary phytochemicals.» *Nature Reviews on Cancer* 2003; 3 : 768-780.
- T. Dorai, B.B. Aggarwal. «Role of chemopreventive agents in cancer therapy.» *Cancer Lett.* 2004; 215 : 129-140.

Chapitre 2

Pour en savoir plus...

... sur le rôle de l'inflammation dans le développement du cancer
- L.M. Coussens, Z. Werb. «Inflammation and cancer.» *Nature* 2002; 420 : 860-867.
- F. Balkwill, K.A. Charles, A. Mantovani. «Smoldering and polarized inflammation in the initiation and promotion of malignant disease.» *Cancer Cell* 2005; 7 : 211-217.

... sur la protéine NFκB
- M. Karin. «Nuclear factor-κB in cancer development and progression.» *Nature* 2006; 441 : 431-436.

... sur les acides gras oméga-3
- D.P. Rose, J.M. Connolly. «Omega-3 fatty acids as cancer chemopreventive agents.» *Pharm. Ther.* 1999; 83 : 217-244.
- S.C. Larsson, M. Kumlin, M. Ingelman-Sundberg, A. Wolk. «Dietary long-chain n-3 fatty acids for the prevention of cancer: a review of potential mechanisms.» *Am. J. Clin. Nutr.* 2004; 79 : 935-945.

Chapitre 3

Pour en savoir plus...

... sur l'impact négatif de l'obésité sur la santé
- D.W. Haslam, P.T. James. «Obesity.» *Lancet* 2005; 366 : 1197-1209.
- D.B. Allison, K.R. Fontaine, J.E. Manson, J. Stephens, T.B. VanItalie. «Annual deaths attributable to obesity in the United States.» *JAMA* 1999; 282 : 1530-1538.

... sur l'impact de la taille des portions alimentaires sur l'obésité
- L.R. Young. *The portion teller: smartsize your way to permanent weight loss.* Morgan Road Books, New York, 256 pages, 2005.

... sur la relation entre l'obésité et le cance
- E.E. Calle, R. Kaaks. «Overweight, obesity and cancer: epidemiological evidence and proposed mechanisms.» *Nature Reviews on Cancer* 2004; 4 : 579-591.
- A. McTiernan. «Obesity and cancer: the risks, science and potential management strategies.» *Oncology* 2005; 19 : 871-886.

Chapitre 5

Pour en savoir plus...
- E. Kotake-Nara, M. Kushiro, H. Zhang, T. Sugawara, K. Miyashita, A. Nagao. «Carotenoids affect proliferation of human prostate cancer cells.» *J. Nutrition* 2001; 131 : 3303-3306.
- C.F. Skibola, J.D. Curry, C. VandeVoort, A. Conley, M.T. Smith. «Brown kelp modulates endocrine hormones in female Sprague-Dawley rats and in human luteinized granulosa cells.» *J. Nutrition* 2005; 135 : 296-300.

Chapitre 6

Pour en savoir plus...
- S.P. Wasser. «Medicinal mushrooms as a source of antitumor and immunomodulating polysaccharides.» *Appl. Microbiol. Biotechnol.* 2002; 60 : 258-274.
- A.T. Borchers, C.L. Keen, M.E. Gershwin. «Mushrooms, tumors, and immunity: an update.» *Exp. Biol. Med.* 2004; 229 : 393-406.

Chapitre 7

Pour en savoir plus...
- A.L. Webb, M.L. McCullough. «Dietary lignans: potential role in cancer prevention.» *Nutrition and Cancer* 2005; 51 : 117-131.
- H. Adlercreutz. «Phyto-oestrogens and cancer.» *Lancet Oncology* 2002; 3 : 364-373.

Chapitre 8

Pour en savoir plus...
- B.B. Aggarwal, S. Shishodia. «Suppression of the nuclear factor-kappaB activation pathway by spice-derived phytochemicals: reasoning for seasoning.» *Ann. N.Y. Acad. Sci.* 2004; 1030: 434-441.
- J.W. Lampe. «Spicing up a vegetarian diet: chemopreventive effects of phytochemicals.» *Am. J. Clin. Nutr.* 2003; 78: 579S-583S.
- Y.J. Surh, K.S. Chun, H.H. Cha, S.S. Han, Y.S. Keum, K.K. Park, S.S. Lee. «Molecular mechanisms underlying chemopreventive activities of anti-inflammatory phytochemicals: down-regulation of COX-2 and iNOS through suppression of NF-kappa B activation.» *Mutation Res.* 2001; 480-481: 243-268.

Chapitre 9

Pour en savoir plus...

... *sur l'importance des bactéries intestinales*
- R.E. Ley, D.A. Peterson, J.I. Gordon. «Ecological and evolutionary forces shaping microbial diversity in the human intestine.» *Cell* 2006; 124: 837-848.
- F. Bäckhed, R.E. Ley, J.L. Sonnenberg, D.A. Peterson, J.I. Gordon. «Host-bacterial mutualism in the human intestine.» *Science* 2005; 307: 1915-1920.
- F. Guarner, J.-R. Malagelada. «Gut flora in health and disease.» *Lancet* 2003; 360: 512-519.

... *sur les effets bénéfiques associés aux probiotiques*
- J. Ezendam, H. van Loveren. «Probiotics: immunomodulation and evaluation of safety and efficacy.» *Nutrition Rev.* 2006; 64: 1-14.
- S.C. Leahy, D.G. Higgins, G.F. Fitzgerald, D. van Sinderen. «Getting better with bifidobacteria.» *J. Appl. Microbiol.* 2005; 98: 1303-1315.
- I. Wollowski, G. Rechkemmer, B.L. Pool-Zobel. «Protective role of probiotics and prebiotics in colon cancer.» *Am. J. Clin. Nutr.* 2001; 73: 451S-455S.
- J. Saikali, C. Picard, M. Freitas, P. Holt. «Fermented milks, probiotic cultures, and colon cancer.» *Nutr. Cancer.* 2004; 49: 14-24.

INDEX DES RECETTES

INDEX THÉMATIQUE

Cuisiner avec les aliments contre le cancer

Achevé d'imprimer en février 2010 sur les presses
de l'Imprimerie Moderne de l'Est (Baume-les-Dames)
Dépôt légal 1re publication : mars 2010
Librairie Générale Française – 31, rue de Fleurus – 75278 Paris Cedex 06

30/1853/8